クスリを使わない 認知症・発達障害・うつ病の治療最前線

篠浦伸禎
Shinoura
Nobusada

飯塚書店

装幀　山家由希

はじめに

私は脳外科医として「覚醒下手術」と呼ばれる、患者が完全に目を覚ました状態で脳腫瘍を摘出する手術を約20年にわたって行ってきました。神経の塊である脳はご存知のように恐ろしく繊細な臓器で、メスを入れることはおろか指先でわずかに触れただけでもその機能に影響を及ぼすことがあります。しかしながらこの覚醒下手術という最先端技術を要するこの術式は、手術をしながら患者と会話を交わすなどその患者の状態をリアルタイムでチェックしながら行えるため、術中に症状がチェックできない全身麻酔に比べて、手術後の症状を悪化させる確率がきわめて低い、非常に安全な手術になります。

利点はそれだけではありません。この覚醒下手術の副産物として、脳機能の局在（どのような機能が脳のどの部位にあるのか）が手にとるようにわかるようになったのです。つまり患者が完全に覚醒している状態で本人の脳を刺激することでその症状がどう変化するか、その様子をはっきりとこの目で直接観察できるため、どの部位にどんな脳機能があるかが明白になるわけです。

目を覚ました状態のままで、自分の脳を触られるなどまさに悪夢だ。いくら脳に痛覚がないとはいえ、そんなことを想像するだけで身震いしそうだと顔をしかめられそうですが、この覚醒下手術によって、一般の脳外科医や脳科学者では知り得ない、貴重な知見を得られたということも動かしがたい事実です。

　ひとつ例を挙げましょう。耳のあたりから後頭部にかけてある側頭葉の内側に15～20㎜ほどのアーモンドのような形をした扁桃体という部位があります。手術中その左の扁桃体に近づくと、それまで大人しかった患者が突然、怒りをあらわにして怒鳴りだすことがしばしば起こります。そうすると、左の扁桃体は、怒りなどの攻撃性と関わっているという事がはっきりとわかるわけです。

　そのような経験を通して得た様々な知見を混じえながら、近年急速に進歩しつつある脳科学を合わせ、人はどのような脳の使い方をすれば、脳疾患をはじめ生活習慣病の主たる原因である日々のストレスを乗り越えて「幸せに生きることができるのか」をテーマにこれまで多くの本を執筆してきました。医療の本質は、単に病気を治すことだけではなく、たとえ完治に至らなくても幸せな人生を送ることをお手伝いすることであると考えているからです。それと同時に私の考えて来た脳科学を元に作成した脳活用度診断テスト（以下脳テスト）をこれまで多くの方に受けていただき、そのテスト結果を解析することで、よりよい脳の使い方ができるようアドバイスをしたり、様々な生活習慣病に苦しんでいる人たちに対して、医療相談も行っています。

　これまでに実施してきた数多くの脳テストによって、ひとつはっきりとわかったことがあります。それは社会で一定の評価を受けつつ幸せに生きている人は脳テストの成績も非常によく、反対に若くして病気になったり社会的にうまくいっていない人は脳テストの成績が悪いという、極めて厳しい事実です。ある程度予想はしていましたが、脳の使い方の良し悪しがそのままその人の幸・不幸に直結するという結果は、私を驚かせるに十分でした。しかしそれも逆から見れば、この脳テストによって自分の脳の使い方の現状を知って良い方向に改善すれば、それが心身の健康、ひいては個人の幸せにつながっていくわけですから、現代の悩める人々にとっては大きな福音となるのではないかと考えています。

正しく脳を使ってストレスを軽減させることで予防・改善できるのは、がんや心臓病、糖尿病、脳卒中といった病気だけではありません。「脳の生活習慣病」とも言える認知症、発達障害、うつ病といった精神の不調にも効果があることがわかってきています。

現実として、これらの脳の疾患を「根本的に」改善する薬はいまのところありません。なぜならば、現在処方されている薬はこれらの病気の原因を取り去るものではなく、単に症状を和らげるためのものだからです。ですから仮に薬で症状が和らいだように見えてもそれはあくまでも一過性のもので、長い目で見ると脳の機能を落としていることに他なりません。治すどころかむしろ脳の疾患を悪化させている。そのことは数多くの症例を見てきた私の経験から言っても間違いないことで、脳の疾患を薬で治そうとするのは、虫歯を鎮痛剤だけで治そうとするのと同じようなものなのです。では、もう医者としては手立てがないのかというと、決してそうではありません。脳の疾患を引き起こした原因の本質を突き止め、それに対して適切なアプローチさえすれば、薬を使わなくてもそれらの疾患の改善は可能であり、本書ではそれについて述べていきたいと思います。

私は研究を目的とする研究医ではなく臨床医ですから、いま目の前にいる患者さんが治るかどうかにこだわってきましたが、同じような病状に対して同じような治療をしても、その結果にかなりのばらつきが出るということがしばしば起こります。そこで私のこれまでの経験、知識から照らし合わせて、優れた結果を残している患者さんに、私の治療以外にどんなことをしているかを訊ね、良いと思ったものは積極的に取り入れて治療法の幅を広げてきました。本書でこれから述べる脳の疾患の治療・予防に関しても、そのやりかたを踏襲しました。それら病気を改善させた実績のある人や専門の施設を訪れて話を伺ったり、必要に応じてそれをセミナーで話していただくなどしてきました。

いま私は「専門の施設」と書きましたが、これら脳の病気に対する治療は、必ずしも施設でないとできないというわけではなく、実績ある人たちの編み出した方法や言葉に従えば家庭でも十分予防、改善が可能であることは、本書を読んでいただければおわかりいただけるはずです。

認知症、発達障害、うつ病は年々右肩上がりに増えており、日本を揺るがす大きな社会問題になっています。その事実はいま現在一般的に行われている治療法の効果が乏しいということに他ならず、従来のやり方とは違った抜本的な取り組みが必要であることを意味しています。

希望はあります。これから記す方法で適切に取り組めば（もちろん多少の努力は必要ですが）それらの病気を予防、改善が可能であることは確信をもって断言できます。さらに踏み込んで言うなら、この日本の危機的な状況を脱するには、改善実績のある先達から学び、実行する以外に選択肢はないのです。そのために本書が少しでもお役に立てることを願ってやみません。

目次

第一章　脳の疾患に薬は効果的か

まず本章では、いまの臨床現場において、脳の疾患に対する薬剤の使用によって実際に起きていることの現状について述べます。

果たして薬は認知症、発達障害、うつ病などの精神疾患に有効なのか——。結論から言うと、薬はこれら病気を根本からは治せません。投薬は症状（興奮等）を抑える対症療法でしかなく、むしろ大きな問題を起こしていることが多いということです。

例えば、認知症ですが、改善する薬はいまだにありません。（2023年、アルツハイマー病の新しい治療薬として「レカネマブ」が取り沙汰されていますが、これはあくまでも病気の進行を遅らせるもので改善させる類のものではありません）。日本で使われている「アリセプト」、「メマリー」等の薬は、欧米では効果がないことが証明されているので認可されておらず、私の臨床経験でも改善したという印象は全くありません。一部の認知症治療の専門家の間では、アリセプトは毒にも薬にもならず、メマリーは症状をよくするどころかむしろ悪くしてしまうという声さえ耳にしたことがあります。

発達障害も同様、根本的に治す薬はいまだにありません。それどころか、とんでもない結果になっている人が数多くいます。例えば、私の元へ医療相談に訪れたある患者は、「エピリファイ」という非定型抗精神病薬を12歳から投与され、16歳で眼瞼痙攣《がんけんけいれん》症、23歳で斜頸（ジストニア）を発症し（薬の副作用と医師が診断）、その症状が改善しないため、外出もままならず引きこもり状態になっていました。発達障害に対して薬を投与すると、一時的にはおとなしくなるかもしれませんが、長期的に見た有効性、副作用はいまだに全くもってわかっていません。それにもかかわらず医師が安易に投薬しているのが現状です。私が診た患者のように、薬を減らすと不安感が増して症状が悪化するので、薬から離脱することが困難になり、薬の副作用で日常生活さえ困難になる状況になる方が多く見受けられます。現役の精神科医であり、発達障害に対する投薬に対して警鐘を鳴らし続けてきた笠陽一郎先生は以下のように述べています。

「彼らは、発達障害特有の勤勉さや几帳面さ（同一性保持行動）により、医師の処方を生真面目に飲み続け、薬剤性の複雑な三次障害をきたした人が多い。その几帳面さゆえ、病歴や薬剤歴の記録も残されていたのだが、その残酷な薬剤歴に僕は少なからず驚かされ続けた。発達障害特有の薬剤過敏に対して、「統合失調症もどき」の多剤大量処方を受け続け、眼球上転や斜頸（ジストニア）や静座不能（アカシジア）を起こして苦しむ人は今も絶えないし、なかには、発達障害圏内であるにもかかわらず、主治医に統合失調症だと決めつけられ、数年間も保護室に収容されたままの人もいる。意外に思われるだろうが、発達障害専門医とか児童精神科専門医の悪処方は際立っており、その肩書を頼って受診した人たちこそ、余計に被害者になるという構図が目立っている。」

（『精神科セカンドオピニオン2』p10 - 11）

私が診た患者もまさしくそれと同じで、医師を専門家だと信じたばかりに投薬を受け入れ、取り返しがつかないところまできてしまっていると感じました。

この『精神科セカンドオピニオン』という本には、精神科医、心療内科医の誤診による投薬で症状が悪化したところに多剤大量処方でさらに病状が悪化、それに対して笠先生らが減薬をアドバイスして、なんとか薬害から逃れたケースが多数載せられています。しかし、このように適切なセカンドオピニオンを受けることができる人は本当に稀で幸運なケースであり、そのまま投薬により死に至ったケースが多く報告されています。元読売新聞の記者である佐藤光展さんは、『なぜ、日本の精神医療は暴走するか』という著書で、多剤大量処方、拘束などの想像を絶する治療により人生が破滅、果ては死に至るケースを多数報告しています。彼の報告の中から2例以下に引用します。

「抗不安薬のデパスを飲み始めたのは32歳の時だった。優秀な営業成績を収めて後輩から一目置かれるようになり、社内会議で発言や発表を求められる機会が増えた。ところが田村さんはひどいあがり症だった。顧客と対面で話す時は平静でいられるのに、仲間でありライバルでもある同僚の前に立ち、話をする場面では心臓が飛び出しそうなほどバクバクした。言葉に詰まり、手足が震え、冷や汗をかき、赤面した。（中略）救いを求めて通院を始めた精神科クリニックでも、主治医があがり症の根本原因に目を向けることはなかった。「会議で物凄く緊張してうまく話せない」と聞き取っただけで不安障害と診断し、デパスを処方した。以後、十分な診察をせぬまま漫然処方を11年間続け、デパスの他に抗不安薬のソラナックスなどを追加した。

薬の効果は当初、確かにあった。「飲むと気持ちが楽になり、落ち着いて話せるようになりました。それで会議の前には必ず飲むようになったのです」

抗不安薬には、強い不安感を一時的に和らげる作用がある。苦手な会議の前に服用してうまく話せれば、自信を回復して負の連鎖を止められる。薬は次第に減らしていき、適切な心理療法を行いながら、薬がなくても過度の不安に振り回されない状態にする。これが病的なあがり症（社会不安障害）の治療戦略のはずだが、田村さんの主治医は服薬期間の見通しを一切示さなかった。そればかりか、長期使用の副作用を田村さんが尋ねると「ずっと飲み続けても大丈夫」と答えた。」（『なぜ、日本の精神医療は暴走するのか』p53 - 54）

その後、田村さんは薬物依存症になり（デパスの依存性はこのころわかっていた）、薬の量がどんどん増え、デパスを毎日10～15錠、それにソラナックス、睡眠薬のハルシオンをのむようになり、起きていても常に酩酊しているような状態になりました。そして、奇妙な行動が始まります。気が付いたら、スーパーマーケットなどで万引きをしているという状態が何度か繰り返された挙げ句、裁判沙汰となり会社を退職せざるをえなくなりました。それでも万引きは止まず、そこでようやく病状の悪化に気が付いた主治医が紹介した薬物依存症専門の病院で断薬に成功し、彼の窃盗癖が嘘のようになくなりました。つまり、万引きは薬の副作用によるものだったのです。にもかかわらず、執行猶予中だった彼は実刑判決を受け、刑務所に入ることになりました。そこでも、安易に受刑者に安定剤を処方する医者を目の当たりにして（彼と同じように薬の副作用で罪を犯した受刑者が多くいました）、彼は愕然とします。そのことに抗議しても、刑務所で受け入れられることはありませんでした。入所中、彼は自分を見つめ直し、自分の弱さを受け入れることで、立ち直ることができたものの、安易な投薬で前科者になってしまった彼の失われた人生はもう二度と戻ってきません。

もう一例紹介するのは、発達障害のケースになります。

「串山一郎さんは、発達障害という診断を受け、特別支援学校から養護学校に進み、卒業後は作業所に通う日々を過ごしていました。彼は、発達障害特有の環境の変化に弱いところはありましたが、両親や友人に愛され、旅行に行ったりする幸せな日々を送っていました。しかし、両親が病気になり、彼の面倒をみるのが困難になったため、重症心身障害者の入院病棟をもつ精神病院に入院することになりました。それから悲劇が起ります。入院前は、彼を隔離はしないといっていたその病院が、入院直後から4か月後に退院するまで、両親への説明も全くないまま個室に隔離し、面会謝絶のまま薬の多剤大量投与をしていたのです。環境の変化に弱い彼に合わせて細かく対応するのではなく（別の施設ではそのようなやり方で問題なく対応できていた）、最初から薬で動けなくしたわけです。そのため、入院3月後に母親が彼と面会したときには、彼はやせ細り、背中も曲がり、変わりはてた姿になっていました。それをみて、母親はものすごい衝撃を受け、主治医である院長に説明を求めようとしましたが、全く会おうともせず、入院して4月後に、一度も主治医と会わないまま退院を迎えました。そして、退院して施設に入所し数日たったときに、彼はベッドで死んでいるのを発見されました。死因は急性心筋梗塞とされましたが、入院前までは元気だったので、抗精神薬の多剤大量投薬の影響があったのはまちがいありません。」

このように、患者をひとりの人間として尊重しない粗雑極まりない医療は、日常茶飯事のように精神病院では行われているようです。

被害者のひとりで、私の知人のひなた美由紀さんも自著『「心の病」は自分で治せる―向精神薬に手を出すな！』の一部を要約しましょう。

大学生の時、ちょっとしたストレスから精神的に不安定になり、両親に伴われて精神科を受診。ストレスで一時的に精神が乱れ、幻聴が聞こえたりすることは若い人にはよくあることなのにもかかわらず、突然入院となり拘束衣を着せられ、薬で意識がもうろうとした状態で過ごさなければならなくなりました。その後、なんとか退院できたものの薬物治療は続けられ、以来約30年もの間、寝たり起きたりで、まともに社会生活を送れない状態になりました。しかしあるとき、このままでは自分が何のために生きているのか分からないと一念発起して断薬、ふつうに社会生活を送ることができるようになりました。

彼女は医師が診断したような統合失調症などではなく、軽い発達障害があったに過ぎなかったのです。本来なら自然に治るはずのものを、入院させた挙げ句30年にもわたって薬漬けにする必要など全くなかったのです。精神科医を信じたがために、人生で一番大事な30年間を彼女は空費させられてしまったのです。

以上のような事例から、脳の疾患に対する投薬は、症状を改善するどころかますます悪化させていく危険性をはらんでいることがわかります。もし薬がそれら脳の疾患の治療に、ここまで精神疾患や認知症の患者が増えることはないはずです。

なぜ投薬で脳の疾患は治らないのか。それは、投薬なしに脳の疾患を改善させてきた人たちが何をしてきたかを見ていけば、その理由は明白になります。彼らの方法論を学び、実践することが増え続ける脳の疾患を改善させ、減少に転じさせるための急務であるといってもいいでしょう。

次章からは、実際に脳の疾患を改善させてきた人たちが、具体的に行ってきたことをまずは認知症の治療を例に挙げながら述べたいと思います。

〈文献〉
『精神科セカンドオピニオン2』適正診断・治療を追求する有志たち編著　シーニュ
『なぜ、日本の精神医療は暴走するのか』佐藤光展著　講談社
『「心の病」は自分で治せる―向精神薬に手を出すな！』ひなた美由紀著　平成出版

第二章　投薬せずに認知症を改善させるには

●認知症とはどういう病気か

生活保険文化センターによると、現在65歳以上の6人に1人が認知症であり、日本全体で約600万人いると推定されています。今後も高齢者が増加する一方の日本では、20年後にはその数は800万人に達するものと予測されており、社会を揺るがす大きな問題であることは容易に想像できます。認知症の増加に伴い、それをケアする家族や介護する人たちの負担は重くなる一方でしょう。

認知症の親をもつ子どもにしてみれば、かつての元気だった頃からは想像もつかない、変わり果てた親の姿に暗澹たる思いにとらわれるのではないでしょうか。そういった意味で、ほぼ最期のときまで脳が正常に働いている癌などの他の病気に比べて、認知症はある意味、より悲惨で一番なりたくない病気といってもいいかもしれません。

さてここで認知症とはどういう病気なのか、あらためて述べていきましょう。

私の外来で、記憶が落ちたので認知症ではないかと心配する患者がときどきいますが、加齢とともに記憶力が衰えることは生理的には普通であり、それを認知症とは呼びません。たとえ記憶が落ちても、日常生活に大きな支障をきたすことはまずありませんが、認知症になると、日常生活がまともに送れなくなります。
医学的には以下のような症状があると、認知症と認められます。

【記憶障害】 例えば旅行に行った事自体を忘れるような、広範囲にわたる記憶の障害を起こす。

【見当識障害】 今の年月日や時刻、自分がどこにいるか、何をしていたかが突然わからなくなる。

【理解、判断力障害】 日常生活において、今まで普通に理解していたことや判断してきたことができなくなり、混乱をきたす。

【実行障害】 日常生活において、今まで普通に実行していたことが、できなくなる。

【情動障害】 上記で混乱をきたすと、怒りや恐怖の感情にとらわれるようになる。

このように、日常生活を送るために必要な脳機能が低下し、以前のような生活を送ることが難しくなります。脳は神経線維が情報を神経細胞に運び、それをくり返すことで情報をどんどん統合していますが、そうやって多くの情報を統合してきた、脳にとって重要な神経細胞の機能が低下した状態ともいえます。

認知症は、機能が低下した部位や原因により、主に4タイプに分かれます。

1アルツハイマー型：最も多い認知症のタイプで、全体の3分の2を占めています。女性に多く、

記憶障害から見当識障害、徘徊、妄想へと症状が進んでいきます。アミロイドβが神経細胞に溜まり、海馬から後部帯状回（後述）、頭頂葉が機能低下を起こすことが原因といわれています。

2脳血管性認知症：糖尿病、高血圧などの生活習慣病が原因で、脳卒中を起こすためおきる認知です。脳卒中で障害を受ける場所は様々なので、症状も記憶障害から始まり、判断力障害、感情失禁、運動感覚障害、嚥下障害、排泄障害など多様な症状を呈し、症状の変動はあるものの、結局段階的に悪化していきます。

3レビー小体型認知症：男性に多く、幻視、妄想、鬱症状から始まります。神経細胞にレビー小体という蛋白がたまることで神経細胞の機能が落ち、発症。パーキンソン症状を併発することもあり、調子の波はありますが、やはり徐々に悪化していきます。

4前頭側頭型認知症：前頭葉と側頭葉が委縮して起こる認知症で、感情が鈍磨したり、他人への興味が失せるといった性格の変化、身だしなみをまったく気にしなくなるなど異常行動から始まります。進行すると、自発性が低下し、同じ行動をくり返す常同行動がみられ、精神的に不安定となって引きこもるようになり、最後は寝たきりになることもあります。

認知症に対する治療ですが、前述の通りいまだ効果的な薬は開発されておらず、むしろ認知症外来で投与された薬で症状が悪化することがしばしば起こります。認知症に対する薬のみならず、周辺症状、例えば暴力、暴言や不眠に対する投薬により、活動力が低下し、さらに症状が悪化することもよく経験するところです。西洋医療の介入は、正常圧水頭症に対する手術（実際は診断が難しく、効果がないこともしばしばで、むしろ合併症で悪化することも）以外は残念ながらこれといって効果的なものはありません。逆に、西洋医療の介入により悪化するケースが数多く見られ、これが、認知症と診断されると、死刑宣告を受けたような絶望的な気持ちになる元凶といってもいいでしょう。

しかし絶望する必要はなく、実際に認知症を改善させている施設、団体はあります。私は、そのような現場で実際に多くの認知症の患者を改善させた実績を持つ人たちに話していただくセミナーを、定期的に開催してきました。そこで、このセミナーを通して学び、そして考えたことをこれから述べていきたいと思います。

●杜の風・上原特別養護老人ホーム正吉苑の認知症に対するケア

私がこの老人ホームを知ったのは、認知症治療の第一人者の医者である竹内孝仁先生から、彼の方法論を実践している施設があるとお聞きしたからでした。

杜の風・上原特別養護老人ホーム正吉苑（以下「杜の風・上原」）は、認知症の治療に関して最先端の取り組みをしているといっても過言ではありません。事実、2014年から高齢者住宅経営者連絡協議会主催で毎年開催されている「リビング・オブ・ザ・イヤー」で、尊厳のある暮らしのための生活空間やサービス等に関して最も優れたホームとして2020年には大賞を受賞しており、日本で一番レベルの高い取り組みをしている施設であると言えるでしょう。

渋谷区上原にある同施設は、2013年4月に開設。デイケア（30名）と居宅（100名）を併設しており、平均要介護度3.58、平均年齢90.3歳と、介護度が3以上の症状が重い人と年齢の高い人を対象としています。高齢者施設では、通常高齢者のできないことをお世話することが中心となりがちですが、「杜の風・上原」では、徹底した自立支援、つまり介護が要らない状態までの回復を目指しているのが、他のホームと決定的に違う点です。

増え続ける高齢者の数に伴い、介護保険財政は年々厳しさを増す一方、介護職員は不足しており（2025年には28万人の介護職員が不足するといわれています）、介護先進国として日本は、何らかの抜本的な対策が求められるようになってきました。そこで、今までのやり方、つまり目の前の高齢者ができないことを介助するだけでは、現場の労働環境は厳しくなる一方なので、これからは高齢者が自分のことは自分でできるようになることを助ける「自立支援」に軸足を移すことが求められるようになったのです。徐々に介護保険の制度も変わってきており、これまでは介護度が高いほどお金をもらえたので、介護者側に、入所者をよくする、つまり介護度を下げようというモチベーションがなかったのに対して、「アウトカム評価」と呼ばれる入所者がよくなったことに対するインセンティブを与え、介護者のモチベーションを上げようという動きもでてきているようです。

「杜の風・上原」の施設方針は、「自立支援をすることで、入所者をできるだけ幸せにする」であり。具体的には、「地域でも施設でも、自分らしく暮らせる『家』に住み続けることを支援する」ということになります。つまり前述の「自立支援ケア」によって元気になってもらって家に帰る「在宅復帰」の支援をすることで、いわゆる地域包括ケアの拠点施設となる、ということが運営の柱になるわけです。そのため、施設に入所しても、まるで自宅にいるかのような生活を継続する、例えばお酒を飲んだり、食事をつくったり、旅行や外出もできるだけするといった他の施設にはないような人間的な生活を送ることができます。

人は老化に伴う、脱水、低栄養、排便困難、運動不足によって最終的に寝たきりになることが往々にしてあります。それに対処するため以下の4つの基本ケアが掲げられています。**①1500mlの水分摂取、②1500Kcalの栄養摂取、③生理的、規則的な排便、④歩行を中心とした運動量の確保。**これらの基本ケアすべてを入所したその日から徹底してリハビリによる歩行促進とトイレ誘導によるおむつゼロ活動により介護度も改善、利用者の意欲も向上し、心身ともに健康になって在宅に戻ることを多くの人が実現しています。

まず注目すべきは、なぜ「おむつゼロ」にするかです。利用者はそもそも誰一人としておむつを望んでいません。しかし排泄の失敗が続くことで、おむつを受け入れざるを得なくなり、それが自分の人間性や尊厳が侵害された気持ちにつながり、だんだん生きる意欲を失うとともに、おむつかぶれや膀胱炎を起こすことで健康状態も悪化していきます。おむつが必要となる最大の原因である便失禁を防ぐには、生理的で規則的なトイレでの排便を促す必要があります。そのため、下剤をやめ、規則正しい生活と食事(常食)、水分摂取(起床時冷水を飲む)、食物繊維（ファイバー）の摂取、歩行能力の回復、決まった時間に座位での排便をするようにしていきます。こうしておむつゼロが実現すると介護職員も、おむつ交換の必要がなくなるので、他の仕事に時間をさくことができるというメリットがあるのです。

また同施設では歩行能力の回復のため、入所してすぐに、職員が介助しながら特殊な歩行器を使って歩く練習をします。他の多くの施設では、歩けないのを筋力の低下のせいにして、最初から歩行訓練をあきらめていますが、歩けなくなる最大の原因は、長期間歩いていなかったため。歩くために必要な様々な筋肉を協調させて動かすそのやり方を忘れてしまっているからなのです。そのため、繰り返し脚を動かすことでそれを本人に思い出してもらうようにしていきます。その結果、開所から半年で、「杜の風・上原」では、８割の人が歩行可能となり、常時の便失禁はほぼなくなりました。また排泄場所もベッド上はゼロとなり、ほぼ全員がトイレで排泄できるようになり、おむつ使用もゼロを達成しました。その結果、2017年4月から2019年3月までの新規入所者の介護度は、3.95から2.95に改善。半数以上に介護度の改善が認められ、悪化した人はいませんでした。いったん入所したら悪化するのみが、普通という他の施設では考えられないような好成績を収めているのです。

さらに、地域の拠点施設として、在宅・入所相互利用（特養利用は3ヶ月を限度とし、在宅と施設を一体化するシステム）を積極的に行うことで、真の地域包括ケアを実践していることも、地域から評価されています。これは、在宅が難しくなった人に入所していただき、介護、看護、リハビリ、栄養、医師等の専門職が連携して24時間集中的にケアし、自宅における問題を解決して、在宅復帰させるというシステムです。これにより、2015年度は、自宅での自立が困難だった人が、3ヵ月入所することで、6割以上の人が自宅で自立して生活できるようになり、介護者の負担が大きく減ることにつながりました。

「杜の風・上原」においては、自立支援を施設方針に掲げることで、各専門職が同じ目標を持てるようになり、仕事の意義を感じ、高いモチベーションにつながっています。さらに、介護理論の研修を頻回に実施することで、知識、理論、技術において、介護職員が、単なる働き手ではなくて、専門職になるようにしています。また、周囲の地域からの「あそこに行くと元気になる」という口コミで評価されていることも、介護に関わる人材確保が困難な時代にもかかわらず、応募増加につながっている誘因になっているようです。施設長である齊藤貴也先生は、「自立を支援する」を追求することが高齢者介護の課題解決との信念を強くもっており、真のケアとは何かを常に考え、勇気をもって実行しています。

とはいえ、「杜の風・上原」に入所するには居住地などの条件があるため、それに該当しない方でも自宅で効果が挙げられるよう、当施設で実践されている方法をあらためて解説していきましょう。

当施設では基本ケアの最初に、水分摂取1500mlを掲げているのは、水が生物の生命維持にとってのすべての基本だからです。

1500mlの水分摂取により、入所した当初は全くコミュニケーションをとれなかった利用者に発語や笑顔がみられ、家族の顔がわかるようになったり、夜間の不穏や不眠がなくなり、肺炎の発症数も減少するなどの例が数多く見られます。水を飲むことで、身体の細胞が活性化し、覚醒していくので、認知症の症状が軽減し、他者とコミュニケーションが再びとれるようになり、尿意や便意がわかることで活動性が上がり、歩行等の生活動作の改善につながるわけです。

人間には一日にどれくらいの水分が必要かと言いますと、一般的に身体から出ていく水分量が、尿で1500ml、不感蒸泄が700～1000ml、便が200～300ml、一方で入る水分量は食事で700～1000ml、燃焼水（食べ物を分解した時に出来る水）が

２００〜３００mlといわれているので、足りない分の１５００mlを飲水で補う必要があるわけです。ところが、認知症の方は、活動力が落ちているので、水分をあまり摂ろうとしません。しかも歩くのが大変なので、頻繁にトイレに行きたくないという思いから水分摂取が減っていることもあるでしょう。人間は、体内の水分量が1から2パーセント減っただけで意識障害を起こし、覚醒度や認知機能が低下したりします。この水分量は、体重50キロの高齢者であれば、２５０から５００ml。たったこれだけの水分が不足するだけで、認知症を発症するわけです。この水分不足が引き金となって意識障害を起こすと、失禁や認知力の低下、歩行困難、唾液分泌の低下により誤嚥を起こして肺炎を招く結果となるわけです。

では実際の水分ケアはどのようにしているのでしょうか。認知症の人があまり水分を取りたがらない原因は、前述したようにそもそも水分不足によって認知機能が衰えていることに加えて、運動不足で活動が落ちているといったことが考えられます。そこで水分を摂る習慣をつくることにプラスして、歩行、体操、レクレーション、散歩などで運動不足状態を改善します。また、すぐにトイレに行けない不安から飲んでいないのであれば、トイレ動作が自立できるようにケアをし、「トイレにいきませんか」とこまめに声かけをします。

また、脱水による症状をみたり、持病にも注意しながら個別に目標量を上下させます。起起床時が一番脱水状態なので、午前中に８００mlを目標に、個人の好みに合わせた飲み物を用意、難しければゼリーなどで補うようにします。飲んだ量と時間を詳しく記載して、週に一度水分プランを個別に検討していきます。ただし、最初から１５００mlではなく、それまでの飲水量から徐々に増やし、体重や身体の状態（浮腫、息切れ等）をみながら、心不全等のリスクを管理していきます。また、老人は水分を排出することが困難なことも多いので、歩行、下肢の挙上、足浴、着圧靴下、ストッキング等の使用で、それを促します。

次いで歩行改善に対するケアに関してですが、自立支援への取り組みの中で、すべての**ＡＤＬ（日常生活動作）**の基礎になる「歩行」が非常に重要であることは言うまでもありません。歩行の改善によって利用者の多くの生活上の課題が改善します。身体面でいえば心肺機能の強化、悪玉コレステロールの低下、免疫力増強、快眠、快便による体調の改善、骨太効果、筋肉が太くなり姿勢がよくなる効果などがあります。脳に関しては、歩行による血流の増加による脳の活性化。感情面、精神面に関しては、歩行によるストレスホルモンの分泌抑制、βエンドルフィンの分泌により、抑うつなどの否定的な感情が低下し、活力が出るなど肯定的な感情が刺激されます。つまり、歩行ができるようになることは、単なる移動の手段としてだけではなく、身体機能の向上によるトイレ、入浴などの生活動作の改善、意識レベルの向上による認知力の改善、日中の覚醒と夜間良眠の改善、尿意や便意の回復による失禁の改善、血流の改善による下肢浮腫の改善、日中の尿量の増加、夜間頻尿の改善、起立大腸反射による腸の蠕動《ぜんどう》運動の促進に伴う便秘の改善など、利用者の様々のADLの改善につながるのです。このように歩行は水分摂取と並んで、認知症の改善のための非常に重要な要素になります。介護における食事の自立とは、単にベッド上で食べることができるということではなく、食堂まで歩行、もしくは移動して食べることが目標であり、実はこれが利用者に大きなプラスになるのです。

「杜の風・上原」では、たとえ寝たきりであっても、入所時から**歩行練習**を開始します。まず、つかまり立ちで立位訓練をした後に、歩行器などを用いて、必要であれば2人介助から始めて歩行練習をします。回数も一日2回以上行い、前述のように、歩行動作をできるだけ思い出してもらいます。手引き歩行は、手を引く職員がいないと歩けなくなるのでなるべくせず、平行棒の中の歩行も最初だけで、できるだけ早く歩行器、杖歩行に移行します。寝たきりで筋肉が拘縮している人も多くいますが、歩くことでどんどん改善していきます。

歩行練習で注意することは、転倒防止のため意識を落とすような内服薬は、極力やめることです。また、適合した義歯であれば身体能力が向上することがわかっているので、それができる技術のある歯科医に義歯を作り直してもらうこともあります。歩行練習は、水分摂取や食事と違い、多忙な業務の中で時間がかかるのと転倒のリスクがあるので、なかなか取り組みがなされないことが多いのですが、いままで述べたとおり、すべてのADLの基礎が歩行なので、利用者の生活課題を改善するには、是非とも積極的に取り組むべきものになります。

もうひとつ大事なのが、排泄のケアになります。利用者の排泄が自立できるようになると、介護する人の負担が大きく減り、自宅復帰も可能になります。排泄は、排便と排尿のふたつにわけて考える必要があります。

まず、排便を自立させるためのケアですが、そのためには排便に一番大きく関わっている大腸の機能を知っておく必要があります。大腸の機能は水分を吸収し、糞便を形成、排出することです。便の組成は、消化されない食物繊維、腸粘膜の脱落上皮、腸内細菌の死骸および水分からできており、水分量が70〜80％であるのが正常で、それ以上水分があると柔らかい便、つまり下痢、水様便になり、それ以下の水分量だとかたい便になり、便秘になります。便ができるのは、平均して食べてから18時間くらいになりますが、消化管の通過時間がそれより短いと柔らかい便に、遅いと硬い便になります。大腸に入った食物は、上行結腸、横行結腸、下行結腸、S状結腸、直腸の順に13時間くらいかかる蠕動運動で運ばれ、上行結腸に到達したときには流動体であったのが、水分を大腸壁より吸収され、S状結腸では固形状になります。そこで、一日に1、2回起こる、蠕動運動の200倍くらいのスピードで動く大蠕動で、便を直腸に押し出し排便になります。通常の蠕動運動は、歩くことで刺激され、排便につながる大蠕動運動は、8時間食事を摂らなかったり、食物が胃に入ったりしたときの反射で起こります。

そして、正常な便になるには、大腸に100種類100兆個あるといわれる腸内細菌の働きが大きく関わっています。腸内細菌は、大きく分けて3種類あります。一つめの細菌群は、**乳酸菌、ビフィズス菌、納豆菌などの善玉菌**といわれるもので、腸内を発酵環境にする、つまり乳酸、酪酸、酢酸などの有用物質を産生し、免疫力を高めたり、腸粘膜を再生させ栄養吸収をよくしたり、腸の蠕動運動を活発にしたりして、正常便がでるようにします。二つ目の細菌群は、**大腸菌、ウェルシュ菌、ブドウ球菌などの悪玉菌**といわれるもので、腸内を腐敗発酵する環境にして有害物質を産生し、免疫力を低下させたり、発がんにつながったり、腸の代謝を落としたりして、下痢や便秘につながります。これらは、直接腸に障害を与え、腸の粘膜バリアが機能低下すると、有害物質が血中に移行し、脳などの臓器に障害を与えるため認知症の悪化にもつながります。三つ目の細菌群は、**バクテロイデスなどの日和見菌**といわれるもので、普段はなにもしませんが、善玉菌が優勢になれば善玉菌のような、悪玉菌が優勢になれば悪玉菌のような作用を及ぼします。その3種類の細菌の一番いい比率は、善玉菌2、悪玉菌1、日和見菌7といわれています。善玉菌を増やすことがいい腸内環境につながりますが、そのための方法は3つあります。一つ目の方法は、プロバイオティクスといわれるもので、ヨーグルト、乳酸菌飲料、発酵食品、漬物にはいっている善玉菌をそのまま摂取して菌数を増やすことです。二つ目の方法は、プレバイオティクスといわれるもので、食物繊維、オリゴ糖などの善玉菌の餌を摂取して菌数を増やすことです。特に食物繊維については最近の日本人は摂取が不足しており、それが様々な生活習慣病につながっているといわれています。食物繊維には、不溶性食物繊維と水溶性食物繊維があり、前者は水分をたくさん吸収して便通改善に、後者は腸内細菌の栄養源となり善玉菌を増やします。「杜の風・上原」では、特に水溶性食物繊維を積極的にとることで、便通をよくして下剤を服用しないように取り組んでおり、その中でも、多くの国で使用されている**グアーガム分解物**（商品名：サンファイバー）を使用して、多くの利用者が、正常便が出るようになっているとのことです。そして三つめの方法は、適度な運動や規則正しい生活を送ることになります。

では、脳神経系は排便にどのように関わっているのでしょうか。先ほど述べた大蠕動運動によりS状結腸から送られた便が、直腸壁を広げ、圧をかけると、直腸壁にある圧センサーを刺激し、脊髄から前頭葉まで情報が伝わり、便意を感じます。そこでトイレに移動し、排便する準備が整えば、直腸に指令がいき、肛門括約筋を緩め、腹圧をかけることにより排便します。つまり排便には脳が関わっているので、覚醒レベルが低いと正常な排便はできません。また、正常な排便には、**座位**ですることが大切なポイントになります。座位がなぜ排便に大事かといえば、腹部臓器の下行により腹圧が上昇し、直腸が垂直になるので、排便しやすくなることです。これが臥位で排便することになると、腹圧が上がらず、直腸が垂直にならないので、排便が非常に難しくなります。

同施設が便秘に下剤を使わない理由はいくつかあります。下剤の種類には大きく2つに分けられます。ひとつめは**増量性下剤**（商品名：マグミット、カマ等）であり、これらは便に水分を吸着させ便量を増やし、膨らんだ便が大腸を内側から刺激して、排便にいたるというのがそのメカニズムです。その副作用として、高マグネシウム血症をおこし、腎機能障害、血圧低下により死亡する可能性があります。もうひとつは、**刺激性下剤**（商品名：ラキソベロン、センナ等）であり、腸粘膜を直接刺激し、強い蠕動運動を起こし、一気に排便するメカニズムです。これらの副作用としては、連用することで痙攣が強くなり、排便障害や腸破裂の危険性があることが挙げられます。また下剤を使用すると大腸の回復に通常3～4日かかりますが、下剤を連用すると、下痢が続くため回復する時期を失い慢性的な排便障害となりえます。つまり腸機能が回復しないと、便が一塊にならないので、トイレで排便があったにもかかわらず、少量の便もれが続く状態になります。

そのため下剤を中止する必要がありますが、その状態で便秘を治すためには、以下のような7つのケアを行う必要があります。

1 水分を1日に1500mlもしくはそれ以上とります。それにより糞便量が増加、排便への刺激になります。また意識レベルが改善することにより、便意を感じるようになります。特に起床時に冷水、冷たい牛乳を飲むことが効果的です。それによる胃大腸反射が起きて排便に結び付きます。

2 運動特に歩行や歩行練習、体操をします。それにより意識レベルが改善し、便意を感じるようになるとともに、起立大腸反射により排便につながります。また、自分の足でトイレに移動できるようになればトイレ動作も可能になります。

3 常食にします。常食はお粥の3倍の食物繊維量があり、それが水分をかかえこみ便量が増えることで、排便につながります。食物繊維は腸の機能向上にもつながります。

4 水溶性食物繊維と乳酸飲料を補助食品としてとります。これらは、善玉菌の餌として発酵し、大腸粘膜を正常化します。

5 決まった時間に寝て、決まった時間に起き、決まった時間に食事を摂る規則的な生活のリズムをつくります。そうすると決まった時間に便意を感じるようになります。

6 食後の決まった時間にトイレに座り、排便リズムをつくるようにします。

7 おむつをはずし、座位で排便をします。おむつをすると、便意を感じて排便する必要がなくなるので、前頭葉が便意を感じなくなり、おむつ性便失禁になります。おむつがなくなると、尿路感染症、誤嚥性肺炎、おむつかぶれが減り、夜間の排便も減り、日中排便できるようになります。

次に、排尿、特に尿失禁についてのケアについて述べます。尿失禁に関しては、尿意のあるものとないものがあります。尿意がある尿失禁は、薬物療法等の泌尿器科の対応が必要となります、尿意のない尿失禁は、以下の2つのケアが必要となります。

おむつをはずし、トイレにて排尿してもらうのが有効です。このため、「杜の風・上原」は、入所したらすぐにおむつをはずすわけです。おむつをしていると、いつでも尿をしてよくなるので前頭葉が尿意をなくしてしまうため、おむつをはずす必要があるのです。

また、高齢者は夜間に多尿の傾向があります。その理由は、老化による心臓と足の筋肉の低下により、日中は循環血液量が少なくなり、排尿が少ないのですが、夜間臥床すると循環血液量が増え、尿量が増えるためです。そのため、夜間不眠から昼夜逆転につながり、その結果介護の負担が増すので、改善する必要があります。そのためには、日中の排尿量を増やすのと、覚醒レベルを上げ、トイレ排尿を可能にすることが目標となります。そのためには、水分を十分にとること、歩行をすること、おむつ外しが必要です。また、環境も関係しており、在宅の方が入所しているよりも失禁がすくないというデータもあります。また、適切なトイレ誘導、尿パットの選択も必要な場合があります。

次いで、食事に関した取り組みについて述べます。施設の職員たちが目指しているのは、利用者の食事の自立です。つまり自らの意志で好きなものを選び、自分で食べることができることになります。そのために、一般的な施設でありがちな、お粥などの柔らかい食事ではなく、最初からできるだけ普通の食事、いわゆる常食を、食堂でみんなと共にとるところから行います。食事をすることは、単なる栄養補給ではなく、コミュニケーションの場でもあるというのがその理由です。普通の食事をすることで利用者は満足感が得られ、それにより普通の生活をする意欲が向上し、生活リズムが確立しやすくなるのです。また、常食は栄養補給という意味でも一番優れている上、常食を摂ることで咀嚼力などの口腔機能が向上し、柔らかい食事のみの場合に比べても、むしろ誤嚥予防になります。しかし残念ながら多くの施設で、一度でも食べ物にむせたり口に溜め込むことがあると、安全重視という観点から、お粥やペースト食になり、それがずっと続いてしまうことが往々にしてあります。また、誤嚥を防ぐという名目で、胃ろうを造設することがしばしばあります。

しかし介護側から見ると、これも多くの弊害を生みます。

まず胃ろうがあることで、脱水、低栄養、寝かせきりによる低体力、口腔内が不潔になる等の問題が生じ、それが誤嚥につながりやすくなります。また便秘や、胃ろう周囲のスキントラブルにもつながるうえ介護側にとっても、1日3時間胃ろうをケアする必要があるので、時間的な負担が大きく、さらに経済的にも負担になります。

一般的な施設において、胃ろうが絶対的に必要な人はいません。胃ろうが絶対的に必要な人は、嚥下に関わる脳神経が機能しておらず呑み込みができないため造設が必要となるわけです。嚥下に関わる脳神経が機能していないと呼吸も困難になり、普通は病院に入る対象であり施設に入る対象にはなりません。では、施設に入る人がなぜ嚥下困難になっているのかといえば、そのような脳神経の機能障害があるためではなく、長い間柔らかいものだけを摂取していてまともに口腔機能を使ってこなかったため、嚥下能力が低下してしまったというのがその原因です。では食事を嚥下するためには何が大事なのでしょうか。

食事を円滑に嚥下する、つまり呑み込むためには、嚥下すること自体より、その前にしっかりと咀嚼することがたいへん重要です。咀嚼の一連の動作は、食べ物をかみ砕き、唾液を分泌し、舌で唾液を混ぜ合わせて食塊を作って口の奥、つまり喉の方へ送り込む運動です。これが上手にできないと、食事を嚥下して食道に送り込むことは困難になります。食事を咀嚼し嚥下するのは、嚥下した後に咽頭蓋が気管をふさぎ、食道の入口があいて胃に食事を送り込む一連の神経の反射を含め、非常に精密な運動であり、実際そのため咀嚼と嚥下に関わる神経は､脳の運動領において大きな部分を占めています。そのため、ミキサー食、ペースト食、お粥などの柔らかい食事にすると、噛む必要がないので、咀嚼から嚥下する一連の運動を忘れてしまうことにつながります。咀嚼から嚥下までの一連の精密な運動ができなくなるため、「むせ」につながります。歩行の項でも述べましたが、私たちが普段無意識に行っている「食べる」という行為、つまり咀嚼から嚥下に至る一連の運動は、実は非常に複雑かつ精密で、ピアノを弾くのと同じように、繰り返し行わないとうまくいかないのです。

嚥下がうまくいかず、むせる原因は以下の5つが考えられます。**①柔らかい食事②水分不足③食事介助④悪い姿勢⑤合わない義歯。**

では、これら5つの原因にどう対処すればよいのでしょうか。

1 柔らかい食事による咀嚼と嚥下の機能低下を防ぐため、最初から常食にします。それにより、咀嚼から嚥下に至る一連の精密な動作を思い出させて、むせを防ぎます。

2 水分不足は覚醒レベルを低下させ、咀嚼、嚥下ができなくなる、あるいは唾液の分泌が減って食塊が作れなくなるなど、食事に支障をきたします。それを防ぐため水分を十分に補うようにします。

3 食事介助を行う問題は、相当の経験を積んだ者でない限り、利用者の咀嚼・嚥下のタイミングに合わせて食べ物を口に運ぶことが困難であるということです。また、食事介助により利用者が主体性を失い、食事を楽しみながらおいしく味わうことができなくなることもあり、極力食事介助は行わないようにします。

4 食事の際の悪い姿勢はむせにつながります。足底が床についていない座り方は咬合力の低下や姿勢の維持困難を招きますし、すべり座り（仙骨座り）と呼ばれる首が上を向いた姿勢では食べ物がそのまま気道に入る危険性が高まります。また体幹を安定させない（体の特定の部分に偏った力が入る）、体に合っていないテーブルや椅子も悪い姿勢につながるので改善すべきでしょう。

5 義歯がないとか、あったとしても合わないと、当然、食べ物をかみ砕くことが難しくなります。

そうなると食塊を形成し、それを喉のほうに送りづらくなり嚥下が難しくなるので、利用者が食べやすくなるよう義歯を調整する必要があります。

以上のようなことに留意しながら常食を続けることは、非常に大事であり、本人の食嗜好を反映させるなど様々な工夫をしながら常食を摂る方向にもっていくことが肝要です。

◎認知症の原因と「杜の風・上原」による原因に対するケア

認知症の発症には、さまざまなきっかけや要因があります。例えば病気や運動不足、低栄養といった身体的な要因。家族や親しかった人たちとの別離等の心理的要因。転居、孤立、退職などの役割消失、趣味がないなどの社会的要因。内向的、消極的、感情的になりやすいなどの性格要因などが挙げられます。

前述したように、認知症とは自分の周囲の人、物、時間、場所に対する認知に障害があり、自分がなぜこの場にいるのか、そこで何をするのかといった判断に関して問題がある状態にあることです。そうなると周囲の状況が正確にわからなくなって頭が混乱し、不安を感じ、周囲の現実への対応が満足にできなくなります。それがいわゆる徘徊や暴言、暴力、うつ状態等のいわゆる認知症の周辺症状として固定化します。従って認知症に対する治療が目指すべきゴールは、それらの固定化された周辺症状がなくなり、介護サービスや家族の支援で、従来営んでいた自宅で生活が送れるようになる、ということになります。

同施設の取り組む認知症ケアにはいくつかの原則があります。

認知症患者と「共にある事」、「安定した関係」をつくる事、彼らの「行動を了解」する事、認知症の「タイプ別にケアすること」、以上この4つの原則で成り立っています。

1共にある事：認知症の人の心理を理解し、苦悩や悩みを自分のものとし、彼らの行動の異常が異常と見えなくなったとき、「共にある」関係を作れたことになります。周囲を正確に認知できない認知症の人にとっては、職員の態度・接し方が現実への唯一の手掛かりになるため、共にいることが彼らの安心感につながるので、大事になるのです。

2安定した関係：少人数で変わらぬ環境を作り、人間関係、社会関係を作って、認知症の人にも、施設の中で社会的役割をもってもらいます。

3行動の了解：認知症の人の異常な行動がなぜ起こるのかを、自分の身にも起こることとして真剣に受け入れをするために、その人の人生史に耳を傾ける。それが周辺症状を解消するためのケアのひとつの手掛かりになります。

4タイプ別ケア：認知症の症状別にタイプ分けをし、それに合わせたケアをして改善を図ります。

まず認知症が発症する際に、きっかけがないタイプは「認知障害型」の1タイプ。そして、きっかけ、つまりある状況の変わり目に症状が生じるタイプは、「身体不調型」「葛藤型」「環境不適応型」「遊離型」「回帰型」の5タイプに分かれます。前者は、認知力を回復させるように、後者は認知力を回復させると同時にきっかけとなった事象そのものに対処できるよう働きかけます。

タイプを判定するときは、あくまで症状に関する判定であり、水分量や運動量とは別の問題であることに留意する必要があります。またタイプは複数にまたがることが多く、判定にはひとつひとつの周辺症状に分けて、それぞれがいつ、どこで、どのような状況下で出現しているかを観察し、タイプを分けていきます。では次に、その6つのタイプの特徴と、それに対するケアの方法を説明していきましょう。

1認知障害型：「人」「物」「時間」「場」の認知に失敗しているタイプです。最も多い「場」の認知に障害をきたすと、自分がわかる所を求めて徘徊します。「人」に対する認知障害の場合は、施設職員を認識することが困難になり、乱暴な態度や行動をとることがあります。「物」に関する認知障害には、物自体がわからない場合と、誰の物かわからない場合があります。これらの認知障害に対しては、前述の水分補給、運動、栄養、便通の4つに対するケアを行います。

2環境不適応型：場所や周囲の人間の変化に対応しきれず拒否するタイプです。デイサービスの初日から「もう帰る」と拒否する。あるいは入所施設では当初の数週間は落ち着かず、新しく交代してきた職員を拒否するなどのことが起こります。これを改善するには、1同様の認知障害に対する4つのケアをすると同時に、担当者を明確にし、意図的に関わりをもち、場になじむきっかけを積極的につくります。

3身体不調型：「脱水」「便秘」「低体力」「病気」の4つの原因があり、すべてに共通した症状として「興奮」があります。「脱水」は、興奮、不穏症状が夕方ごろから出現し、せん妄と診断されることもあります。「便秘」は、便秘それ自体によるイライラが原因で興奮、不穏症状が起こります。通常、週に何度か起きますが排便があると落ち着きます。「低体力」「病気」は、本人の意に反して活動するよう促されたとき、「無理強いされた」と感じて興奮症状が出現します。これを改善するには、「4つのケア」、特に「脱水」に関しては、症状がなくなるまで水分量をアップし、「便秘」は極力下剤を避けながら、排便間隔を短縮するようにします。「低体力」には、食生活と運動の改善をはかり、「病気」は治療をします。

4葛藤型：「抑制」と「孤独」の2つの原因があります。「抑制」型は、職員が関わる時に、無理やり今の状況を変えられている、自分は抑制、抑圧されていると感じ、激しい抵抗や拒否をします。「孤独」型は、物や人を集め、孤独感を解消し、物を自分のものにしておこうとして（独り占め）異食をすることもあります。これを改善するには、「4つのケア」と平行して「抑制」

型に対しては、抑制されたと感じないよう、本人の意思を確かめつつ選択してもらうようにします。「孤独」型に対しては、孤独感を覚えないよう、意識を外に向けるためにショッピングなどに行くこともあります。

5遊離型：認知障害からくる混乱・不安が続くと、何も感じない状態に移行し、その症状が固定化されてしまいます。現実から遊離し、現実に関心をいだかず、喜怒哀楽もなくなり、低体力による認知障害と違い、食事にさえ関心を示さなくなります。他の型と比べて困難ではありますが、4つのケアと同時に、当人がそれまで馴染んでいた役割を与え、作業等を任せることにより、現実に目を向けてもらうようにします。

6回帰型：現実に対する混乱と不安を抱える中、過去に送って来たのと同じような生活状況に遭遇した時に、居心地の良かった昔の世界に戻ろうとして発症します。発症の原因を探るヒントとして、過去の生活歴、特に職業があります。これを改善するには、4つのケアに併せて（回帰していないときは他の型と比べて容易に改善できます）、介護者が過去への旅の同行者として、昔の時代の登場人物のひとりとして一芝居うつと、現実の世界にも自分を理解してくれる人がいると感じ、安心して回帰行動が消えます。

このような症状別のケアにより、劇的に改善した一例を挙げます。

２０１３年に経験した症例です。患者は92歳男性で、10年前にアルツハイマー型認知症と診断され、その後10年間一歩も外に出ず自宅で生活していました。同年の4月まで、自宅での水分摂取は、500〜600ml／日、食事は一日2食でお粥か柔らかいもの、歩行は不安定で妻が抱えて行い、食事以外はほとんど横になっていました。そのため、尿失禁があり、入浴もしておらず、妻は介護で疲労困憊していました。当人に対して上記の認知症のタイプ別判定を行ったところ、夕方から夜間にかけて、「窓から誰かがのぞいている」等の幻覚があり、せん妄状態になっていたので、身体不調型（脱水）と診断。さらに食事や入浴のために起こすと興奮し拒否を繰り返すので、体力低下によって行動が億劫になる身体不調型（低体力）も混合していると診断されました。

そこで短期間の入所により体調を整える方針にしましたが、それに対して拒否をし続けたので、担当ケアマネがほぼ毎日訪問して人間関係をつくり、昼食後散歩に誘ってそのまま車いすにて入所してもらいました。その後3週間行ったケアですが、水分に関しては平均1630ml／日摂取してもらった結果、日中起きている時間が長くなり夜間も良眠するようになりました。食事も全量摂取するようになり、体重が増え、シルバーカーを使って屋外の散歩も可能になり、尿失禁は消失、幻覚、せん妄も消失、興奮、拒否もほぼ消失し、大きく症状が改善して退所しました。その後もデイサービスやショートステイを繰り返し、認知症症状は消失し、夫婦で散歩したり、同年の9月にはお祭りにも参加できるようになりました。タイプ別判定とそれに基づくケアが著効した一例になります。

このように、特養からの在宅復帰は、個人の幸せにだけでなく社会的にも意味のあることです。保険給付費は、施設サービスより在宅サービス方がかなり安く、医療費の削減につながるからです。特養で自立支援をして在宅に戻すことで、いわゆる介護離職が減少します。また施設に長期入所しないことで、要介護高齢者のＡＤＬ、ＱＯＬ（生活の質）の維持、向上にもつながります。施設に暮らす高齢者の最終的な希望は、長年住み慣れた自分の家に帰ることです。そういう意味で、自立支援介護を伴う在宅・入所相互利用は、高齢者に優しいシステムになるわけです。

自立支援のための集中的で細やかなケアを標榜する「杜の風・上原」では、例えば水分ケアに関しては、職員が水分摂取の重要性を理論研修にて理解し、利用者と信頼関係を築き、水分の多い食事メニューを工夫、50種類ものメニューをつくり、一人ひとりにあった水分プランをたて、水分を摂らない習慣から摂る習慣への変換を図ってきました。歩行に関しても、入所時は30％くらいの人しか歩行ができなかったのが、入所後は90％くらいの人まで歩行が可能になりました。

では、施設と在宅を具体的にどうつなげているか。要介護者高齢者が在宅で暮らしつづけるには、本人がどの程度自立力をもっているかが重要です。そして、それを支えるための生活環境を整え、周囲の関係者の介護力を上げる必要があります。特養では大体3ヵ月程度の入院になりますが、その間に24時間の集中的なケアで在宅時の問題点を解決するようにします。そして在宅復帰したときは、施設と一貫した方針で介護するために、施設と在宅のケアマネジャー、施設の介護職員、在宅の居宅サービスの事業所で入所中にカンファレンスをひらき、状況を把握して、今後どのようにしていくかの目標を決めていき、在宅時も同様にカンファレンスを開いて目的を共有していきます。具体的にいうと、どの介護負担がなくなれば家で暮らすことができるかを、家族が負担や不安を感じている介護動作、本人が自立して行えない動作、転倒などのリスクが高い動作に関し、歩行、排泄、認知症の面から解析します。家族に対しては、具体的に何が不安なのかを確認し、それを解消するために、相談員との信頼関係を構築後、入所後改善しうる症状の説明、その後の具体的な入所、在宅の日程、何かあったら特養が引き取るという支援の確約をして不安を解消していきます。その結果、入所した2／3の方が在宅に復帰できたという非常にいい結果に結びついています。このような取り組みは、今後特養と地域を結びつけ、高齢者が認知症にならずに幸せに生きていくための大きな助けになると私は感じています。

◎「杜の風・上原」の方式はどこからきたのか

認知症の改善において優れた成果を挙げている「杜の風・上原」ですが、そこには前施設長の齊藤先生の師匠である竹内先生の長い苦闘の歴史がありました。同先生の著作『医療は「生活」に出会えるか』をここで少しひもといてみましょう。

竹内先生は、昭和48（1983）年より特別養護老人ホーム（特養ホーム）において、リハビリの指導を開始。当時の特養ホームは、ほとんどが寝たきりの老人で、食事も排泄もほとんどがベッド上で行っていました。そのため、入所者の多くに手足の拘縮や褥瘡《じょくそう》（床ずれ）があり、通常の病院のように体位交換をしても、褥瘡は改善するどころか悪化する一方でした。そこで竹内先生は、まず褥瘡をなくすために体位交換をやめて座位をとらせるようにしました。これにより圧が臀部にのみかかるようになり、褥瘡が全くなくなりました。次に食事は全員食堂でするように切り替えたことで入所者の間に人間関係が生まれ、医学的な視点でのみ扱われてきた「病人」から、ホームで人間らしく暮らす「生活者」へと意識が変わっていきました。そして、その次に取り組んだのが、おむつはずしです。おむつをされた老人は、前出のように、排泄物を人前にさらすということで、人間としての尊厳を奪われ、生きる意欲を失っていきます。そこで、座位でお腹に圧をかけて自然な状態で排便するという「普通」を取り戻すことで、おむつをはずすことが可能になり、人間としての尊厳を取り戻すことにつながりました。そうやって人間らしい生活を取り戻した入所者にその後、掃除など人の役に立つ様々な仕事や役割を果たしてもらうことで、みんなが次第に生き生きとしてゆき、穏やかになっていきました。そんなふうに医療ではなく、生活という視点に立った竹内先生の認知症治療に対する本質的なアプローチを、さらに現場に落とし込んだのが、「杜の風・上原」のケアになるわけです。

◎「杜の風・上原」の方式を自宅に導入するには？

家庭における認知症のケアについては、可能な限り「杜の風・上原」の基本ケアを踏襲する、というのが最善だと思います。しかし、家庭は施設に比べて当然マンパワーが足りません。実践するにはできるだけ介護サービスを使って、家族の負担になり過ぎないようにするのが肝要でしょう。

「杜の風・上原」で行っている４つの基本ケアについては何度も触れましたが、ここからは施設内ではなく、それぞれの家庭内で行うことを想定しながら読むようにしてください。

まず最も重要な１５００mlの水分摂取ですが、歩行訓練や散歩を促すなどする他、デイケアで体操やレクレーションを行う事で積極的に水分を消費させて喉が乾いた状態を認識させて、その上で水分を摂る習慣をつくります。また、すぐにトイレに行けない不安からあえて水分を摂らないというケースも多いので、こまめに声かけをして早めにトイレにいってもらうようにします。

また人は起床時が一番脱水状態にあるので、午前中に８００mlくらいは摂るようにします。個人の好みに合わせた飲み物を何種類か用意し、難しければゼリーなどで補うようにします。また、最初から１５００mlではなく、今までの飲水量から徐々に増やしながら、無理なく飲めるようにして、１５００ml以上飲んだ方が改善することもあるので、状態を見ながら飲水量を上下させます。

次いで、食事に関しては、できるだけ普通の食事を、食堂でコミュニケーションをとりながら摂るようにします。繰り返しになりますが、水分不足に気をつけつつ、お粥など柔らかい食事は避ける。食事の介助はできる限りしない。しっかりと座った姿勢で食べるということ以外、特に重要視すべきなのが義歯です。当人に合った義歯を作るだけで認知症が改善することがありますので、腕のいい歯科医を選んで作ってもらうことが肝要です。

「杜の風・上原」のお勧めが、**リマウント法で作った義歯**になります。リマウント法とは、大分県の義歯の名医である歯科医師、河原英雄氏によって考案された手法で、どうにも納得いく噛み合わせが出来ない患者の入れ歯を最適な噛み合わせに直すために、入れ歯自体を咬合器に再再装着して噛み合わせ調整を行う手法をいいます。義歯で「噛める」といえば奥歯で噛めるということでしたが、このリマウント法で噛み合わせ調整を行うことで、前歯でも豆やリンゴなどが噛めるようになります。奥歯で噛めればとりあえず噛めるとみなされるのは、ナイフとフォークで小さくしてから口に運び、奥歯で噛んで食べる、あくまでも欧米を起源とした食文化からの考え方で、お箸で口に運び、前歯で噛みちぎることが多い日本の食文化には対応しておらず、奥歯で噛めることに加えて、前歯でも噛める入れ歯の噛み合わせを可能にしたのがリマウント法になります。
最後に食事内容ですが、栄養を十分にとれるのであれば、本人の好きなものを中心に食べるのがいいでしょう。しかしいくら本人が好きでも菓子パンだけで食事をすませるのは、栄養不足になり認知症を悪化させるので要注意です（特に一人暮らしだとこうなりがちです）。

水分摂取に関して先に午前中に８００mlの水を飲むべしと述べましたが、特に、起床時に冷水を飲むことが効果的です。それによる胃大腸反射が起き、排便に結び付きます。それにプラスして、善玉菌を増やし、いい腸内環境にすることが便秘や下痢を防ぐことにつながります。そのための方法は２つあって、どちらも家庭でも容易にできる方法です。一つ目の方法は、**プロバイオティクス**といわれるもので、**ヨーグルト**、**乳酸菌飲料**、**発酵食品**、漬物にはいっている善玉菌をそのまま摂取して菌数を増やすことです。二つ目の方法は、**食物繊維**（そのためにもお粥より普通の食事がいい）、オリゴ糖などの善玉菌の餌を摂取して菌数を増やすことです。「杜の風・上原」では、水溶性食物繊維であるグアーガム分解物（商品名：サンファイバー）を使用して、多くの利用者が、正常便が出るようになっているとのことなので、これを毎日服用することも有効でしょう。

歩行もまた意識レベルを改善して便意を感じるようになるとともに、起立大腸反射により排便につながります。また、歩行ができることでトイレ移動も容易になりトイレ動作も可能になります。

さらに歩行ができるようになることは、単なる移動の手段としてだけではなく、身体機能の向上によるトイレ、入浴などの生活動作の改善、認知力の改善、日中の覚醒と夜間良眠の改善、尿意や便意の回復による失禁の改善、血流の改善による下肢浮腫の改善、日中の尿量の増加による夜間頻尿の改善など非常に多くの利点があるので、是非とも取り組みたいところです。これには、訪問リハビリテーションを利用することも必要でしょう。ある程度歩けるようになると、老健などにあるデイケアのリハビリに通うのも有効です。寝たきりであれば、つかまり立ちにて立位訓練をした後に、歩行器などを用いて、必要であれば2人介助から始めて歩行練習をします。回数も一日2回以上行い、歩行動作をできるだけ思い出してもらいます。手引き歩行は、手を引く人がいないと歩けなくなるのでなるべくせず、できるだけ早く歩行器、杖歩行に移行します。歩行練習で注意することは、転倒を防ぐために、意識を落とすような内服薬、例えば安定剤や眠剤は極力やめることです。

最後に、認知症の人の感じているストレスの軽減方法ですが、これも「杜の風・上原」の原則、つまり認知症患者と「**共にある事**」、「**安定した関係**」をつくる事、彼らの「**行動を了解**」する事、認知症の「**タイプ別にケア**」をする事という4原則に基づいて接します。

「共にある事」とは、認知症の人の心理を理解し、苦悩や悩みを自分のものとし、彼らの行動の異常が異常と見えなくなったとき、「共にある」関係を作れたということになります。ずっと認知症の人に接している家族にとっては、どうしてもストレスがたまり難しい面がありますが、様々なサービスを利用してできるだけ休みをとりながら、できるだけ共にいる気持ちになることが彼らの安心感につながります。「安定した関係」は、家庭の中ではつくりやすいかと思いますが、家庭内でなんらかの役割をもってもらうことが、より安定した関係となりやすいでしょう。「行動の了解」に関して、認知症の人の異常な行動がなぜ起こるのかを、その人の人生史から考えることも改善に役に立つことがあります。前に述べた「回帰型」のように、その人の一番いい時代に戻ったような芝居を認知症の人に合わせてすることで、症状が改善することがしばしばあります。「タイプ別ケア」は家庭では難しいかもしれませんが、例えば夕方から夜にかけてせん妄などおかしくなるときは水分量が足りないとか、便秘ぎみで便が出る前に不穏になる場合は排便を改善させるとか、いろいろなものを集める症状がある人は孤独感を感じているのでショッピングに連れていくとか、認知症の人の行動を仔細に観察しそれに対応することで、症状を改善させることは可能です。

我々の協会（社団法人篠浦塾）においても認知症のセミナーを行っており、齊藤先生による講義もしていただいています。そこに参加すれば齊藤先生の使っているカルテに記載することで、先生より詳細なアドバイスをいただくことが可能です。齊藤先生の施設に入れない人が多いと思いますので、セミナーで勉強しながら直接先生のアドバイスをいただくことは、家庭で認知症をケアするには非常に有用だと私は考えています。次に、施設ではありませんが、認知症の改善に実績のある運動療法について述べます。

●3ヵ月で認知症が劇的に改善する小川式心身機能活性運動療法

私が小川式心身機能活性運動療法の創始者である小川眞誠先生に出会ったのは、いまから2年ほど前になります。この療法を確立しその普及に大変苦労なさってきた小川先生の背後にある、病気で弱っている人が良くなってほしいと願うその優しさと情熱にはお会いするたびに大きな感銘を受けたものです。(残念ながら2022年2月に小川先生は亡くなられ、その跡はお弟子さんが引き継いでいます)。その際、認知症や脳性まひ、脳卒中などが改善した過去の症例をビデオで見せていただいたのですが、わずか3ヵ月間取り組むことで、治らないと思われてきたこれらの病気が劇的に改善するのを目の当たりにしたときの驚きはいまでもはっきりと覚えています。

さてその療法の内容ですが、以下の6つのステップで成り立っています。

1 活性温熱療法

この療法は、「心身機能活性療法指導士」が、指導プログラムに則って実施します。温熱ボードで温めた、特製の岩晶麦飯石鉱化球充填マット（遠赤外線が出ること深部体温を上げる）2枚を使用して、利用者の手・肩・背・足・膝を温めながら軽くリズミカルに叩いて刺激を与え、全身の血行を促進し、体の緊張や痛みを和らげます。腰痛予防に使う腰安定用具を用いることで、座位の困難な人も自力での座位保持ができ、施術を受けることが可能になります。どんなに重度の認知症の人でも、「温かい」感覚と、親身になり実践してくれている目の前の指導士の優しい心に触れ、回を重ねるごとに心身とも快活になっていきます。自分の好きな歌を一緒に歌うこともあり、昔を思い出して感涙にむせぶ人もいるそうです。このマンツーマンで療法を行うことが、認知症の人の心を解きほぐし彼らに感謝の気持ちの芽生えにつながります。

またこのプログラムは、この後に実施する運動に移行するための重要なウォームアップの役割を担うとともに、血液循環がよくなり、痛みが和らぐ効果が期待できます。

2 フィンガースポーツ運動

この運動は、弾力性のあるシリコンゴムでできた運動機器「フィンガースポーツ」を使用して、手や指を刺激し、筋力を強化します。これにより、手や上肢の動きがよくなり、血行がよくなるとともに、脳全体に刺激が入り、精神の安定にもつながります。

③フラハンド有酸素運動

この運動は、上記のフィンガースポーツと連動させて行うようにプログラム化されており、カリフォルニア大学ロサンゼルス校医学センター会長エニーバンデーグ博士によって開発されたものです。この運動機器はプラスチック製で、シャフト、滑車、フープを組み合わせたものであり、重さは400gです。プログラムは、ストレッチ体操と有酸素運動を組み合わせたものであり、体幹を中心に全身の筋肉、関節を使う事で、筋力を高め、血流をよくし、心臓や肺機能の改善につながります。また、このプログラムに取り組むことでストレスが軽減され、情緒が安定し、集中力がまし、不眠が改善し、体温調節機能が活性化します。

④ゲーゴルゲーム

「ゲーゴルゲーム」は幅1m、長さ5mのマットの上で、ゲーゴルゲーム、ゴルフゲーム、ゲーゴルビンゴ輪投げの3種類のスポーツゲームを行うもので、精神、身体機能の向上に効果があります。ゲームを行う楽しさで、参加者は笑顔が絶えず、人間関係がよくなり、自分で点数を計算するなど自発性が出てきます。

⑤回想療法

言語および知的機能の改善を目的として、小川先生が独自開発をした回想療法機を使って、聞いて理解する能力、見て理解する能力、話す力と発声力、記憶力、書く能力の向上をめざします。ボタンを押して動物や鳥の鳴き声を出すことで、指導者が指導手順に沿って、具体的に質問をして正しく答えているかどうかを記録します。利用者に関する生活史を事前に作り、回想法を入れ、楽しく会話をしながら脳の機能を高めていきます。これにより、重度の認知症の人も普通の会話ができるようになります。また、回想療法機には芳香療法もセットされており、精神的な安らぎや脳の活性化に有効です。

⑥心身体操

4つの運動を組み合わせた体操で、健康を維持するために必要な、有酸素運動、ストレッチ運動、筋肉運動、リズム運動が組み込まれています。専用のＤＶＤを見つつ、癒し効果のある音楽を聴きながら進めるので、どんな人でも正確に決められた動作が行えます。それによって発汗作用が促されると同時に疲労感がとれて快活になり、脳の活性化につながるわけです。

以上の6つのステップを行う事で、認知症が短期間で劇的に改善していくわけですが、実は日本以外では中国が国家として積極的に取り組んでおり、成果を上げるとともに、治療効果に関しての詳細な解析も行っております。その中で、上海で行われた取り組みについて述べます。

上海のある病院において、２００２年から２００６年に入院した高齢者認知症患者60名を無作為に30名ずつに分け、片方には心身機能活性運動療法（以下心身療法）を施行、もう片方には日常の介護と従来一般の施術による介護を行い、3年間観察しました。後者でも有効率は60％と、かなりの改善が認められましたが、心身療法では90％という驚異的な改善を示しました。特に認知機能に関しては、１００％の改善が認められました。なぜそこまで改善したのかを、上海市社会福利行業協会副会長・陸美玲さんが以下のように考察しています。

①心身療法の中で、認知訓練は記憶力回復に効果があり、例えば最初親族の見分けができなかった患者が、次第に親族との交流を取り戻すようになり、認知症の改善に有効であることが認められた。

②高齢者認知症は情感を求めていることがわかってきた。心身療法の例えば温熱療法のときに指導士は患者と1対1の活動を行い、身体の温かいスキンシップのみならず心的交流もできるので、患者の心が動き、奇跡的に病状が好転する事にもつながるのである。

③心身療法は物理療法であるから、薬の投与も不必要で、指導士の体力、精神力、忍耐力、責任感のみならず、とりわけ愛の心を捧げることが重要である。それなしには改善効果は期待できない。

このような取り組みは、上海のみならず、香港や台湾でも行われています。もちろん日本でも顕著な改善がみられた症例が多数あり、小川先生の作ったＤＶＤに記録されたその経過を見てその変貌ぶりの見事さに強い感銘を受けました。

これは沖縄長寿園（特別養護老人ホーム・沖縄県）に入所した女性の症例ですが、この女性は当初アルツハイマー型認知症、パーキンソン病、統合失調症と診断されたこの女性の介護度は5でした。1991年から1995年まで精神病院に入院、1998年から2005年まで老人保健施設に入所、その後2005年1月より「沖縄長寿園」に入所しています。そのときの主な症状は、不穏、意思疎通不可、異食、盗食、食事の詰め込み、徘徊、転倒、奇声、大声、独り言などがありました。心身療法は、2006年7月から2011年10月まで実施。開始する際の改善目標は「コミュニケーション障害の改善」「周囲との協調の回復」でした。

2006年7月初旬開始しましたが、そのときは奇声が激しく、集中力にも欠け、急に立ち上がるなど、かなり治療に抵抗しました。ところが、7月中旬になると気持ちが次第に落ち着いてゆくと同時に睡眠薬が減り、海を見て「きれいねぇ」と言い、飲み物を飲み終わると、「片づけて」と催促するようになりました。7月下旬になると、亡くなったご主人が入院していた病院のことや、看病したときのあれこれを話すようになりました。家族は「会話ができることが嬉しい」と、その急激な変化に驚いていました。

8月初旬になると、自分でお手洗いに行ったり、コップに片付けができるようになりました。また、他の施設利用者にも関心が向くようになり、「危ないよ」とか「もう帰りなさい」と声をかけるようになりました。8月中旬には精神安定剤が減り、夜間の尿失禁もほとんどなくなりました。ご家族は「受診の際にじっと待っていることができる」「こちらのいうことを聞いてくれる」と大変喜んでいました。9月にはいると、運動中に笑顔で指導士の名前を呼び、回想療法では画面を見て答えられるようになりました。10月にはコミュニケーションの障害が大幅に改善され、3ヶ月前にたてた目標が達成されました。驚いたことに、たった3ヶ月で当初不可能と思われた目標を達成したことになり短期間でここまで改善したことに、大変驚いた記憶があります。

2007年1月には、食後の下膳を行ったり、他の入居者に「食べなさい」と声をかけたり、おしぼりたたみをするようになりました。3月には失禁がなくなり、レクレーションや余暇活動に積極的に参加しはじめました。8月には薬が減量になり、睡眠薬は中止、最初にあった徘徊、奇声、盗食はきれいに改善されました。この施設の施設長は、過去の経験から鑑みて改善は非常に難しいと最初に思っていたようですが、心身療法を取り入れた結果、驚くほどの速さで症状が改善したのをみて、この療法をどんどんやるべきだと感じたようでした。

このように効果的な治療法が、いったいどのような経緯を経て生み出されたのでしょうか。

●認知症の改善方法に関する脳からの解析

私が実践してきた覚醒下手術で得た知見と最新の脳科学を合わせ、これまでに整理してきた脳機能の見地から認知症改善に関して述べていきたいと思います。

●左脳右脳、それぞれの機能

まず左脳と右脳の機能ですが、左脳には主に言語に関する機能、右脳にはいまの現実、例えば周囲の空間に対応する機能が備わっています。では、左脳の扱う言葉と右脳の扱う現実はどのような関係になっているでしょうか。言葉は、膨大な情報量からなる「現実」の一部を切り取って、それを明確化して文字や音声などで他者に伝達、情報を共有するという機能があります。一方右脳は、いまこの瞬間の周囲の現実に対応するという役割をもっています。左脳は、現実を言語化することで、現実の一部を言葉として取り出して周囲との境界を作り、他のものと分けていく脳といってもいいでしょう（例えばリンゴといえば、リンゴとそれ以外を分けています）。実際左脳が、自分と他者との境界を作り、別物であると区別しています。それに対して、右脳の機能はその真逆といっていいでしょう。右脳が主体になると、周囲との境界がなくなっていきます。つまり、左脳が自分と他人を区別したり、善と悪を区別する二元論とすると、右脳は宇宙全体をひとつとみて、自分はその中のひとつの部分であるという一元論になります。そのため、右脳には「幸福感」というものが存在します。なぜならば、本当の幸福感は、周囲と自身が一体化し、周囲と共振しながら自分にエネルギーが入って来るところから感じるものだからです。それは、アメリカの脳科学者のジル・ボルト・テイラーが、１９９６年12月10日に脳出血により左脳が障害を受け、右脳が主体となったときにまさしく感じたことでした。

彼女の肉体は周囲に溶け込み、宇宙とひとつになり、今まで感じたことのない幸福感を感じた、と記述しています。（『奇跡の脳』ジル・ボルト・テイラー著）

量子力学の観点から見ると、すべてのものは**粒子**と**波動**でできており、その2つのうち波動が物の本質になります。そして、**人が観察した瞬間に波動が粒子になる**といわれています。量子力学の観点からすると、目に見える世界、つまり**粒子に対応するのが左脳**であり、**波動（エネルギー）に対応するのが右脳**といってもいいでしょう。脳の使い方を右脳主体にすると、周囲と共振することで自分のエネルギーが上がっていくので、それが幸福感に結びついているのではないかと私は考えています。認知症は孤独感が大きな発症要因ですが、孤独により右脳の機能が落ちて周囲との関係性が薄弱になっていくことで、周囲からのエネルギーが入ってこなくなり、その結果、幸福感をもてなくなっていることが関わっているのではないかと私は考えています。

●〈扁桃体、報酬系〉対〈帯状回、小脳、視床下部〉

いままで述べた左脳右脳は、主に脳の外側にあたる大脳新皮質が担っており、社会を作ることに関わる機能になります。一方、脳の内側にある部位は、一人ひとりが人生を生きていくうえで非常に重要な役割を果しているといってもいいでしょう。その中でも特に、扁桃体、報酬系と帯状回、小脳、視床下部との関係は、それぞれの人の生き方、特にストレスに対する対応の仕方に大きく関わっていると私は考えています。（『脳から見た日本精神～ボケない脳をつくるためにできること～』篠浦伸禎著P1-4）

まず、**扁桃体と報酬系**、それぞれの機能と特徴について述べます。

冒頭でも触れましたが、覚醒下手術で脳腫瘍を摘出中に左の扁桃体に近づくと、突然患者さんが怒鳴り出すなど攻撃的な反応を示す一方、右の扁桃体に近づいた場合は眠気を催すなど逃避的な反応を示します。これは、従来の脳科学においてもいわれてきた、ストレスがあると左の扁桃体は攻撃的になり、右の扁桃体は逃避的になるという報告とも一致します。つまり、自分にとっての敵とも言えるストレスに対して左の扁桃体は闘争し、右の扁桃体は逃走するような反応を起こすわけです。一方、報酬系は、その対象が自分の味方であり好ましいものに対して反応します。つまり、報酬系と扁桃体の機能をひとことでいうと、好き（報酬系）嫌い（扁桃体）に関わっているといってもいいでしょう。このように扁桃体、報酬系は瞬時に敵味方を判別して自身を守るという生存に関わる部位なので、非常に強大なエネルギーをもっており、強いストレスを感じると扁桃体、報酬系が過度に活性化され、脳自体がそれに支配されてしまいがちになるという問題があります。認知症は、ストレスにより扁桃体が強く活性化したため、それに伴って報酬系も影響を受けている状態だと思われますが、そのことに関しては改めて後述します。

いま述べたように扁桃体、報酬系に脳が支配されてしまうと、自分の保身しか考えない身勝手な人間になって、周囲とうまくいかなくなり家庭生活さえまともに送れなくなるということさえ起こりえます。ですから、私たちは扁桃体、報酬系を上手くコントロールする必要があります。とはいえ、逆に扁桃体、報酬系がもつ強烈なエネルギーを利用して長期的な視点で脳全体を働かすことができれば、社会や家庭においてより人間らしく生きることができるのです。そしてそれをコントロールするために大事な部位が、帯状回、小脳、視床下部ということになります。

まず**帯状回**ですが、この組織は脳の内側にある大脳辺縁系と外側にある大脳新皮質の境目にあります。大脳辺縁系とは、自分を守るための部位であり、扁桃体、報酬系もそれに含まれます。帯状回の前の部位は、扁桃体、報酬系が衝動的に自分の保身に走るのをコントロールし、我慢と同時にやる気を出して、社会に役立つことを行おうとする部位になります。帯状回の後ろの部位は、自分を常時客観的にモニターしており、自分がいつどこでなにをしているのかという情報を集め、それを基に頭全体を働かせる部位になります。このように、社会の中で人間らしく真っ当に生きていくには、帯状回が大きな役割を果たしています。帯状回に脳梗塞があると、手足の麻痺がないのに姿勢を保てなくなると報告されており、体幹にも関わっていると推測されています。

次に**小脳**ですが、日常生活のほとんどは、大脳ではなく小脳が主体で取り仕切っています。何か新しいことをするときには大脳が関わるのですが、しばらくしてそれに慣れてくると、小脳が大脳にとってかわって働きます。小脳には、運動だけではなく、考え方や情動に関する「型」が入っており、これを使って現実に適切に対応するわけです。そのため、小脳の中に現実に適切に対応するためのいい型を入れる必要があります。常に誠実な気持ちで人に接するようないい情動と行動の型を小脳に入れると、長い目で見て幸福に生きていくことができます。一方、扁桃体、報酬系が主体の自分のことしか考えない「今だけ、金だけ、自分だけ」という悪い型を小脳に入れてしまうと、病気にかかるなど健康を損ない社会や家庭における破綻につながることになります。

最後の**視床下部**ですが、ここは脳の中でもきわめて重要な部位になります。自律神経、ホルモンの中枢であり、その機能を駆使していわゆるホメオスタシスという身体を正常な状態に保つ働きをもつ意識の中枢でもあります。意識の中枢であることは、私の実体験からも知ることができました。覚醒下手術中に、ほんのわずかな圧迫を視床下部に加えるだけで患者さんの意識がなくなり、圧迫を解くとすぐに意識が回復するという経験を何回もしました。この経験から私は、脳の意識を保っているのは視床下部から出る神経伝達物質ではなく、波動であるという考えに至ったのです。実際最新の脳科学では、脳は神経伝達物質のみで働いているのではなく、電磁波のような波動でも働いていることが明らかになってきました。視床下部から脳全体を覚醒させる波動を送ることで意識は保たれている。だから手術中にこの視床下部を圧迫するとその波動が乱れるために意識が落ち、圧迫を解除したとたん意識が戻るのだ。そう考える方が自然です。つまり意識活動に物質のみが関与しているとすると、意識は常に脳全体を活性化しているので、瞬時にある物質が脳全体に広がったり消えたりすることはありえないのではないかという推論が成り立つわけです。

視床下部は、ストレスに対してホルモンを分泌したり、自律神経を調節する部位になりますから、人間がストレスを乗り越えて幸せに生きていくために一番重要な働きをする部位ということになります。幸せホルモンと呼ばれるオキシトシンも視床下部から分泌されており、これが扁桃体をコントロールしているのです。つまり、母親が我が子に示すような愛情をもって接することによって、扁桃体が過剰に不安になったり攻撃的になったりするのを抑えることが可能になるわけです。

ここであらためて扁桃体、報酬系と帯状回、小脳、視床下部の関係をまとめてみましょう。扁桃体、報酬系は「好き嫌い」を司る部位で、敵味方を分けるという自分の生存に関わる機能があるため、強烈なエネルギーを出しますが衝動的で短絡的な反応しかできないという負の側面があります。それをコントロールするのが、帯状回、小脳、視床下部で、帯状回は、扁桃体・報酬系の衝動的なエネルギーに振り回されないように睨みをきかせる、ある意味父親的な役割を果たしています。前の部位で衝動を我慢してやる気を出し、後ろの部位で冷静に自分をモニターすることで、社会や家庭の中で人間らしくふるまえるようにします。小脳は、一時的な衝動に振り回されずに現実において適切にふるまえるような行動、考え方、情動の型を持つことで、人間らしくふるまえる方向にもっていきます。視床下部は、ある意味母親的とも言える愛情や幸福感をもつことで、扁桃体、報酬系をコントロールし、そのエネルギーを人間らしく生きるよう、よりよい方向にもっていこうとします。帯状回、小脳、視床下部がしっかりと働き扁桃体、報酬をコントロールすると、扁桃体、報酬系の短絡的で強烈なエネルギーが、むしろ公に、つまり社会に役立つ方向に転化するのです。扁桃体、報酬系が脳の主役となってコントロールされていない状態が長く続くと脳全体の機能が落ちますが、帯状回、小脳、視床下部がそのエネルギーをコントロールして自己の保身ではなく社会を良くする方向に利用することができるようになれば、脳全体の機能は活性化するわけです。

そうなるようにするためには教育、特に子どものときの教育が重要になります。江戸時代から戦前までは、そのような教育が日本においてなされていましたが、戦後それがなくなったことが、今の社会の種々の問題を引き起こしているといってもいいでしょう。これが、現在に見られる認知症患者急増の主因といっても過言ではありません。

では、なぜこれまで世間でいわれてきた「認知症は治らない」という常識を覆すことができたのでしょうか。

まずは前述の竹内先生と齊藤先生の治療法を脳から解析してみましょう。

認知症が発症する要因としては、病気、運動不足、低栄養などの**身体的要因**の他に、家族や親しい人との別離等のストレスによる**心理的要因**、転居、孤立、退職などの役割消失、趣味がないことなどの**社会的要因**、そして本人の内向的、消極的、感情的になりやすいなどの**性格的要因**があることは既に述べました。

こうした様々なストレスがきっかけとなって、元々ストレスに弱い性格（内向的、消極的、感情的になりやすい）であった人が認知症を発症しやすいということが言えるわけですが、それではここで脳機能からみてその理由を解析してみましょう。ストレスが続くと、視床下部の機能が落ち、扁桃体が過剰に活性化します。視床下部は自律神経やホルモンの中枢ですので、正常に働いていれば、脱水による電解質の異常や血漿浸透圧の上昇を感知して人は自然に水分を補おうとします。しかし、ストレスが続くことで視床下部の機能が弱り異常をきたすと、水分が不足していてもそれを改善しようとせず、脱水がさらに悪化していきます。

ストレスが続くことで視床下部が弱まり、いま述べたように水分補給や栄養摂取によって身体を正常な状態に保つことができなくなると、身体を動かすのが次第におっくうになり、トイレに行くのも面倒と感じて水分補給が少なくなり、さらに脱水が進みます。こうして脱水が進行すると、意識障害をきたして認知機能もいっそう低下し、認知症が発症するわけです。つまり、視床下部が正常に働いていれば起らないことが、ストレスにより視床下部が機能不全を起こし、最終的には意識障害にまで至ってしまうわけですが、私は、これを扁桃体がさらに後押しをしていると考えています。扁桃体は、敵つまりストレスから自分の身を守るためにあるのですが、ストレスで刺激され続けると、扁桃体が過剰に活性化し、本来は守るべき自分の身を、むしろそれとは真逆の死の方向にもっていこうとする機能が備わっているのではないかと私は考えています。つまり、生物界の法則である弱肉強食の原理が扁桃体に入っており、ストレスが続くと、敵（ストレス）は強大で自分は弱いと思い込み、自分を弱らせ消滅させる方向にスイッチを入れるのではないか。そのように考えないと、なぜ自身を守るためにある扁桃体が自らの身をあえて傷つけ、果ては死ぬ方向にもっていくのかが説明できません。

過剰なストレスは扁桃体と歩調を合わせて働く報酬系にも異常をもたらし、それが鬱や無気力、妄想につながります。（Speranza et al）

前出の「杜の風・上原」が大きな成果をあげているのは、入所当初から認知症の根本原因である弱った視床下部を元に戻すための取り組みこそが認知症改善のための本質的な治療になるかと思いますが、なによりも大きいのは利用者に対する施設の職員の深い愛情ではないでしょうか。前出のように、職員が利用者と「共にある」ようにすることで「安定した関係」を築き、すべての「行動を了解」しようとしていますが、これは利用者への愛情なしにはなしえないことです。こうした愛情あふれるケアによって、利用者の視床下部の「愛情ホルモン」とも呼ばれるオキシトシンの分泌が促されるのではないかと推測されます。さらに踏み込んで言えば、利用者がそういったケアを受けることで、ストレスにより、肉体に関わる左脳、扁桃体主体になっていた自我が、波動に関わる右脳、視床下部に自我がシフトすることにより、ストレスから解放され、脳が良い状態に戻るのではないかというのが私の見立てです。つまり、ストレスによって自分の肉体に振り回されるようになってしまった自我が、愛情により、職員と利用者が共振するような波動の自我、つまり幸福感を感じる自我にシフトしたと思われます。

これは、小川式心身機能活性運動療法でも同様です。一対一で愛情をこめて、温熱療法などを行っていくことで、やはり患者の脳の自我が、左脳、扁桃体主体から右脳、視床下部主体へと変わっていき、認知症が改善していくものと思われます。つまり、量子力学でいうと、自我の主体が粒子から波動に変わることで、施術者などの周囲の人と利用者が共振し、利用者のエネルギーが上がり幸福感を感じることで、ストレスから解放されるわけです。

視床下部が活性化することで症状が改善するため、認知症のみならず、他の原因による病気、例えばパーキンソン病や脳卒中も改善するのでしょう。視床下部は自然治癒力に関わっている中枢なので、このようなアプローチは認知症に対する本質的な改善法といっていいでしょう。また、「杜の風・上原」も小川式心身機能活性化運動療法も、歩行やフラフープ運動で体幹に刺激を入れることで帯状回を刺激し、それを繰り返し行うことで、体を使うといい型を小脳に入れるということを行っています。これも、扁桃体をコントロールするには優れた方法であり、帯状回が活性化された証拠に、症状が良くなった人は通常姿勢がよくなり、体幹がしっかりしてきていることがわかります。

このように認知症の改善に関して波動を介した治療が有効であることは、他にも様々な実例が示しています。例えばそのひとつが**オルゴール療法**です。日本オルゴール療法研究所の所長である佐伯吉捷さんが、オルゴールに様々な病気を改善する効果があることをこれまでに実証、報告してきました。

その一例を挙げます。

気に入らないことがあるとすぐに暴れるなど、不穏と妄想の周辺症状をもつ、ある認知症の女性の家族がオルゴール療法を知り、早速試したところその日から不穏行動が消失。それどころか、オルゴールを聴くたびに穏やかな表情で感謝の気持ちを口にするようになり、その効果に感動した家族が自分たちでオルゴール療法のあるレストランを経営するようにまでなったというエピソードがあります。佐伯さんによると、オルゴールが奏でる、3.75から20万ヘルツまでの非常に幅広い周波数の音が関係しているとのことで、自然界、例えば熱帯雨林は非常に幅広い周波数を出していますが、その中にいると人間の自然治癒力が上がるといわれています（逆に都会の住人に病気、特に精神疾患が多いのは、都会が作り出す音が限られており、そのような幅広い周波数の音がないからだということです）。オルゴールの幅広い周波数が、脳の各部位、特に視床下部と共鳴することにより、視床下部を活性化し、自然治癒力を上げるのでしょう。実際、ＰＥＴ（陽電子放射断層撮影法）検査において、オルゴールを聴くことで視床下部の血流が増加することが報告されています。これも、波動療法が視床下部を活性化し、それにより認知症が改善するひとつの証左になります。いずれにしても、世界中で長年聴かれてきたオルゴールには、絶対に副作用がありえませんので、ひとつの選択肢として考慮に入れてもいいと私は考えております。

オルゴールのみならず、音楽にも認知症を改善する力があります。日本音楽レクリエーション指導協会の理事長の堀口直子先生は、音楽によって認知症が改善した経験を通して、パーソナルソング（個人の心に記憶された大切な想い出の曲）がその鍵になると述べています。

２つほどエピソードを紹介しましょう。

まずその1例目ですが、87歳のその男性は、長年連れ添った奥様を亡くしたのをきっかけに、認知症を発症。急遽、息子家族と同居することになったものの、環境の変化によるストレスも合わさり、さらに認知症が進みました。家族では対応しきれなくなり、施設に入所。そして、さらなる環境の変化で、うつ症状や、意欲の低下が著しく進行して、他の入所者が集まるダイニングにも、食事以外は出てくる事もなく、いつも自室にこもったきりでした。そんなある日、ふだんは参加しない堀口先生のコンサートにとつぜん顔を出したのです。その理由はその日のコンサートテーマであったジャズでした。コンサートが進む中、演奏曲が『A列車で行こう』という曲になったとき、その男性がやおらハーモニカを取り出したかと思うと、彼女の合図に合わせてピアノの間奏のパートを非常に巧みに演奏しだしたのです。ふだんはまったく目立たない人だったので、介護職員も含め周囲の人たちは大騒ぎとなったといいます。

入所から2年、常にハーモニカを持ち歩いていたものの、一度も吹いたことはなかったのですが『A列車で行こう』が彼を覚醒させるパーソナルソングのようでした。それ以来、その施設で彼は女性入居者の間で人気者となり、毎回食事の前に彼の演奏を1曲聴いてから、という習慣ができたそうです。

ハーモニカを吹くという楽しさ、人からリクエストされることが、男性の意欲を向上させたようで、それ以後、自室にこもる事はなくなり、施設で行われる催しにも熱心に参加。ダイニングでの食事にも自ら参加するようになり、うつ症状など大幅に改善し、介護度数が2段階も改善されたとのことです。

2例目は71歳男性のエピソードです。ある介護施設で堀口先生が毎月行うコンサートに、いつも特等席の一番前に座り、手拍子をしてくれるおじいさんがいました。彼は、脳血管性認知症による失語症があり、言語の理解力と話す機能がない方でした。ある日のコンサートで、最初の数曲はいつものように手拍子をしてくれていた彼が、この施設では初演奏となる『荒城の月』を引き始めたとたん、曲に合わせて歌い始めたのです。少しずつその声が大きくなり、1番そして2番と間違うことなく歌い切ったとのことでした。

その後、その施設では嚥下の訓練ができず口腔機能が低下してしまうこの男性に対し、1日2回『荒城の月』を歌ってもらうようお願いし、パーソナルソングに大きな効果があることをその施設にも認識していただいたようです。

パーソナルソングは、若かった頃に辛い思いをしていたときに励まされたりあるいは、幸せな時に口ずさんでいた歌ということができるでしょう。脳から見ると、おそらくオキシトシンやβエンドルフィンが出て、楽しい気分にさせてくれた歌と言い換えることもできるかもしれません。そのような脳の反応は、たとえ認知症になっても、認知症であるストレスを乗り越える力を脳に与えてくれるのでしょう。これは各家庭においても簡単に実践できることです。認知症の人のパーソナルソングを知り、一緒に歌うことは大きな力となるに違いありません。

最後に波動による認知症の改善例として、「アルファスリーム」という寝具もしくは衣類について述べます。これは、トルマリンやイチョウの化石、珊瑚の石を含む11種類の粉末鉱石を布に加工し、人体と共鳴、共振できる遠赤外線を放射するという仕組みになっています。電気を使用しませんが、温熱治療効果がある医療機器で、これの発する遠赤外線は、波長が長く浸透度が高い為、皮膚下の深部まで到達し、身体を芯から温めてくれます。人や動物からは、8~10ミクロンを頂点とする遠赤外線が発せられており、アルファスリームは、それを体に接触させることで、9.8ミクロンを頂点とする遠赤外線が人体へ放射され、それが人から発する波長と同じであるため共振作用が起こって原子活動が活発になり、細胞のエネルギーが上昇してゆきます。その結果、体温が上がり、睡眠状態、血行動態、自律神経系の改善につながるのです。それでは次にアルファスリームの使用による認知症の改善例を2つ取り上げてみましょう。

1つ目は、73歳男性のAさんの例です。2度脳梗塞を発症し、リハビリ病院に入院していましたが、妻の死を契機に認知症になり、生年月日、年齢、その日の日付はおろか自分の娘も認識できないといった状況で、常にいらいらしている状態でした。そしてリハビリ病院から老人保健施設に転院して3日目の夜、大声を上げての徘徊し、放尿、スタッフへの暴力があり、退所を迫られるに至りました。娘さんは、なんとか退所を避けたいと、アルファスリームのニット帽とブランケットを購入、父親に使わせたところ、その日から暴力、暴言が劇的におさまり、寝ることができるようになりました。翌日、娘さんが訪問すると、Aさんはにこにこ笑顔で新聞を読んでおり、娘さんが帰る時は手を振って送るまでになっていました。そして、1週間後には、生年月日、年齢、日付も言えるようになり、入所時痴呆スケールで認知度4の重症認知症だったのが、認知度11（中度認知症）まで回復。服薬していた薬の投与も中止になり、機嫌よく毎日を過ごすAさんの劇的な回復ぶりに、家族は大変な喜びようだったそうです。

2例目、77歳男性のBさんは認知症が進行し、暴言、暴力に加えて、外に出て車道に出るなど非常に危険な状態でした。そこで、Bさんにアルファスリームの寝具に加えシャツ、スパッツにニット帽を使用してもらったところ、翌日から目つきや顔つきが柔らかくなり落ち着いて話もできるようになり、最終的には娘の手を取り「お前のおかげで良くなった」

と涙ながらに感謝するまでになり、認知症の周辺症状はすべて改善したとこのことでした。

遠赤外線による身体の細胞の共振作用は、脳の波動の中心である視床下部も活性化、それが認知症の改善につながるのではないかと私は考えております。

次いで、BRAIN ONというセラピー音響機器の使用による認知症改善に関して述べます。BRAIN ONは、バイノーラルビート音という左右で10ヘルツ周波数の異なる音を聞くことで、（この器械の場合右耳１８００４ヘルツ、左耳１８０１４ヘルツ）左右の脳がそれをうなり音と感じて、周波数差（この場合10ヘルツ）に同期して左右の脳のバランスをとろうとすることでα波が主体になり、脳がリラックス状態になることで様々な病気を治療する機器になります。このBRAIN ONで認知症の改善が見られた2例を述べます。

1例目のCさんという70歳男性は信じていた人から詐欺に遭って以来、その怒りを治めきれず、突然健忘症を発症。元々記憶力が良かったのに、食事をした直後、再度食事を要求するといったことが何度もあり、病院で認知症だと診断されました。少なくとも現状維持ができることを期待して病院に入院させましたが、Cさんの症状は悪化。そんな中、知人の紹介でこのBRAIN ONの使用を開始したところ、しばしば暴力的になっていたCさんの顔から怒りの表情が消え、穏やかなそれへと変わっていきました。それまで苦労していた便秘も治り、記憶力も少しずつ回復するなど認知症の改善が見られました。

2例目の86歳女性のDさんは、病気をきっかけに以前は大好きだった料理やもの作り、外出からも遠ざかり、一日中横になっているか、ぼーっとしていることが多くなりすべての意欲を失ったようでした。こうして認知症になったDさんでしたが、BRAIN ONを使い始めてから3ヶ月が経過した頃から、以前のようにやる気が出始め、家族のための料理作りが楽しいと毎日台所に立つまでになったとのことです。

他にも波動を応用した**セルパワー**という、元大阪大学工学部長の政木先生が開発した磁気刺激治療器においても、認知症の改善例が報告されています。

家事などほとんどやらなくなってしまった80代の女性の認知症のケースがあります。そこで、セルパワーを頭にあてて治療したところ、頭がスッキリするらしく笑顔が増え気力が出てきて、自発的に何かをやる気になり、少しずつですが家事、散歩などする様になりました。顔の表情も、かつてはぼーっとしていたのが明るくなり、物忘れがひどくメガネ・補聴器・衣類などを紛失することが少なくなり改善してきました。

それ以外に、身内にひどいことをいわれて認知症になった人が、セルパワーを頭にあてることにより元のいい状態に戻ったケース、入院して退院後認知症になったのがやはりセルパワーを頭に当てて治療することで元のいい状態に戻ったことなどが報告されています。

今後認知症の治療に関しては、薬が全く無効である現在、波動医療が有力な選択肢になると私は確信しております。

（文献）
Speranza et al., Dopamine : the neuromodulatore of long-term synaptic plasticity. reward and movement control. Cells 2021,10,735.
『医療は「生活」に出会えるか』竹内孝仁著　医歯薬出版株式会
『オルゴール療法入門』佐伯吉捷著　幻冬舎
『奇跡の脳』ジル・ボルト・テイラー著　新潮社
『3ヵ月で笑った！立った！話した！歩いた！心身機能活性運動療法』小川眞誠著　コスモ21
『ボケは脳の病気ではない』竹内孝仁著　マキノ出版
『脳から見た日本精神～ボケない脳をつくるためにできること～』篠浦伸禎著　かざひの文庫
『吉田松陰の究極脳』篠浦伸禎著　太陽出版
『戦争好きな左脳アメリカ人、平和好きな右脳日本人』篠浦伸禎著　かざひの文庫
『論語脳と算盤脳～なぜ渋沢栄一は道徳と経済を両立できたのか』篠浦伸禎著　かざひの文庫

第三章　認知症の予防法について

●食事について

私たちの肉体はすべて私たちが食べた物で構成されています。脳もまた例外ではありません。健康な脳を手に入れるには、それに即した食事をすることです。そういった観点から認知症を予防するためにどうすればよいか、以下に私の考えを述べます。家庭でも簡単にできることなので、是非とも実行していただければ認知症のみならず癌などの生活習慣病の予防にもつながるのでぜひとも実行していただければと思います。

食に関してはこれまでさまざまな本で書いてきましたが、認知症の予防についての私の考えを述べていきたいと思います。(『統合医療の真実』篠浦伸禎著)

認知症の予防、治療にはT・コリン・キャンベルの書いた『葬られた「第二のマクガバン報告」』の中にあるチャイナプロジェクトとよばれる臨床研究において、かつては粗食をとり健康的であった中国人と、肉食中心で生活習慣病の多い米国人を比べて、食と病気の関係をきわめて詳細に解析しています。そこでの結論は「**プラントベース**(植物由来)の**ホールフード**(未精製、未加工の食品)が生活習慣病を防ぐ」、という非常に簡潔なものでした。ホールフードの代表が玄米になります。つまり、日本の伝統食である**玄米菜食**が、認知症を含む生活習慣病を防ぐということになります。

さらに、認知症を含む生活習慣病をどう防ぐかで報告があるのは、**地中海式食事**です。地中海式食事とは、南欧の地中海に面した国の人たちが伝統的に食べてきた食事になります。食事の内容は、野菜、魚介類、オリーブ油、果物、ナッツ類、穀類を多用し、少量のワインを飲み、肉類や乳製品はあまり使いません。一方、北欧のいわゆる西欧式食事は、寒い地域なので野菜は少なく、肉類や乳製品を多くとります。その地中海式食事と西欧式食事を比較した様々な研究によると、地中海式食事を毎日とっている人は、西洋式食事に比べて、認知症を含めた様々な生活習慣病の発症率が低いということがわかりました。

この地中海料理と共通点が多いのが、昭和30年代までのいわゆる日本食です。そのころの日本人は、欧米諸国に比べると野菜や果物をたっぷり摂っており、魚の摂取も多く、乳製品や肉類はあまり摂っていませんでした。魚、特に青魚や鮭の摂取不足は、それに豊富に含まれている**オメガ3系脂肪酸**のDHA（ドコサヘキサエン酸）とEPA（エイコサペンタエン酸）が摂取できないため、認知症を含めた生活習慣病の原因の一つとなっています。

では、日本食がなぜ認知症の予防に効果的なのでしょうか。日本食の基本である玄米菜食は、上記のキャンベルのいうプラントベースのホールフードにあたります。では、玄米と白米は、栄養学的に見てどのくらい違うのでしょうか。玄米には、澱粉、油、タンパク、ビタミン類、ミネラルなど、人間が必要とするもののほぼすべてが含まれています。ビタミンだけでもB1、B2、B6、E、Kを含み、さらにリノール酸、リノレン酸、食物繊維、酵素など、人の体に必要な栄養素が豊富に含まれています。一方、玄米を精白すると、胚芽を含む米ぬかと白米が得られますが、いま述べた栄養素のうち95％が米ぬかのほうに存在し、白米には5％しか残っていないので、白米にしてしまうと玄米にある健康に必要な栄養素のほとんどが失われるといっても過言ではありません。ただし、栄養学的には玄米にも不足するものがあり、それはビタミンA、B12、Cになります。それに関しては、玄米にプラスして野菜、海草、豆腐、味噌汁を食べることで、すべての栄養素が間に合う。つまり、玄米を主食にした伝統的な日本食は、栄養バランスがすぐれているので、少量ですべての栄養素が摂れるということになります。

また、玄米の糠の食物繊維は、胃腸を整え、便通をよくし、腸内の老廃物を排出し、腸内の働きを正常にする働きがあります。特に玄米の皮、すなわち米糠にはヘミセルロースという食物繊維が含まれます。ヘミセルロースは分子構造が鎖状になっていて、それが有害物質を包み込む働きがあり、包み込まれた有害物質は便と一緒に排出されるようになっています。つまり、玄米はデトックス効果が強く、便通を整えることで腸と血液をきれいにするわけです。前に述べたように、便秘を防ぐことは認知症の予防につながります。最後に、これはある意味すべての食養生にとって最も基本で大事なことになりますが、玄米はよく噛まざるをえないので、噛むことによる認知症予防効果もあります。

とは言うものの玄米を食べると胃がもたれるという方もいらっしゃいます。そういう方にお勧めなのが、酵素玄米です。これは、玄米を小豆と少量の塩で炊き、70度で３日ほど寝かせてから食べるやりかたです。３日間置くことで、玄米に含まれているギャバのような酵素の働きが活性化するとともに、玄米特有のパサパサした食感も、３日置くことで良い具合に水分が抜けてもちもちし、非常に食べやすくなります。手間をはぶくために、酵素玄米用の炊飯器も売り出されています。酵素玄米は、消化に良く美味しいものなので、認知症などの生活習慣病を防ぎたい方は是非ともご検討ください。玄米の適量に関してですが、松井病院（大田区）などであしかけ60年もの間、日野厚先生らと食養（食事で病気を治す診療科）にたずさわってきた児玉陽子さんによると、一日１００〜１５０ｇ（茶碗２杯くらい）がいいとのことです。

ついで、野菜などの植物性食品が、なぜ健康の維持に効果的なのかについて述べます。食が健康に寄与するメカニズムに関しては、**「抗酸化」「抗硬化」「抗糖化」**の三つの「抗」が、認知症を含む生活習慣病の予防、改善に重要な役割を果たしています。そしてこの三つの「抗」に大きく貢献しているのが野菜なのです。

まず、**「抗酸化」**に関してですが、野菜は、海藻や果物と並んで、ビタミンやミネラルが豊富に含まれるほか、**ファイトケミカル（植物化学物質）**とよばれる栄養素が多く含まれています。これらの栄養素は、抗酸化力がすぐれています。

ファイトケミカルを有効に野菜から摂取するには、2つ注意点があります。ひとつは、ファイトケミカルは野菜の皮の部分に多く含まれているので、できるだけ皮つきで野菜を食べることが推奨されます。そのためには無農薬有機栽培の野菜を摂取することが望ましいでしょう。もうひとつ留意すべきは、ファイトケミカルをより多く摂るために加熱して食べるということで、最適なのは野菜のスープを作ることです。野菜の茹で汁は、生の搾り汁の数百倍の抗酸化力があるといわれています。

2番目の**「抗硬化」**とは、認知症や脳血管障害を予防するために動脈硬化を進ませないことを意味します。動脈硬化を予防するのによいとされる栄養素は、食物繊維、カリウム、マグネシウム、カルシウム、たんぱく質、β-カロチン、ビタミンCなどがあげられます。野菜は、これらの栄養素を豊富に含んでいます。食物繊維に関しては前に述べました。

3番めは**「抗糖化」**です。まず糖化反応、つまりタンパク質や脂質が糖と反応すると、老化促進物質であるAGE（糖化最終生成物）を作り出してしまい、AGEが溜まることで、体を構成するタンパク質が本来の役割を果たさなくなり、それが認知症につながります。糖化を防ぐには、まず、食べ過ぎないことが大事です。そして、血糖値を急激に上昇させないものを食べるように心がけます。そのためには、GI（グリセミック・インデックス）値がより低い食品を選ぶようにします。GI値とは、食品が体内で糖に変わり、血糖値が上昇するスピードを数値化したものです（食品100g当たり、ブドウ糖を100

とした場合の血糖上昇率）。ＧＩ値が高いものほど血糖値の上昇は速くなり、低いものほど血糖値は遅くなります。ＧＩ値の低い食品としては、玄米（55）、雑穀米（55）、さつまいも（55）、大豆（30）などが挙げられます。野菜は全般的に低いのが特徴です。食べる順番も大事で、まずＧＩ値の低い野菜から食べ、次にタンパク質を多く含む肉や魚などを食べて、ＧＩ値が高い炭水化物のごはんやめん類は最後にします。このように、野菜は３つの「抗」、つまり「抗酸化」「抗硬化」「抗糖化」により、玄米とともに認知症の予防に大きな威力を発揮します。

最後に、野菜の食べ方としては生で食べることも認知症の予防に有効です。なぜならば、人体の機能を維持する反応に関しては、すべて酵素（代謝酵素）が関与しており、生の野菜には酵素が豊富に含まれているからです。実は、体の酵素製造能力には限りがあるといわれています。そのため食物酵素不足の食物を摂取すると、消化の段階で体は消化酵素を多く作って分泌しなければならないため、限りある酵素製造能力の中で余分に消化酵素をつくる分だけ代謝酵素を作る量が減ります。代謝酵素の中には病気の予防に役立っているものがあるため、不足すると体の機能がうまく維持できずに病気にもなるし、その病気が治りにくくもなるといわれています。さらに、生野菜ではありませんが、酵素を補給できる最適な食品として**発酵食品**があります。日本には世界有数といってもいいほど数多くの発酵食品があり、**味噌**、**納豆**、**しょうゆ**、**酢**、**漬物**などが代表的です。

注意点として、野菜のみならずすべての食材は、１２０度以上の油で揚げると、アミノ酸のアスパラギンとブドウ糖や果糖が化学反応を起こしてアクリルアミドという発がん性物質に変化します。そのため、揚げる、焼く、炒めるなどはなるべく止めて、煮る、蒸すなど１００度以内で調理するか生で食べることが安全です。

日本食の基幹をなす玄米菜食が認知症の予防に有効であるということを述べてきましたが、絶対に外せないのが前述した発酵食品の存在です。その代表格である**味噌**に関してですが、大豆が発酵により味噌になると、大豆蛋白質の約60％が水分に溶け、約30％がアミノ酸になります。炭水化物もブドウ糖になり、消化吸収されやすくなります。つまり、大豆そのものを食べるよりも、味噌で食べるほうが、栄養素は消化吸収されやすくなるわけです。さらに味噌には、大豆にはないアミノ酸やビタミン類が発酵によって大量に生成され、栄養価はさらに優れたものになっています。その中には、生命を維持するために不可欠な必須アミノ酸9種類がすべて含まれ、それにプラスして、ビタミン、無機質、不飽和脂肪酸、食物繊維などのきわめて多彩な栄養素が含まれています。また、発酵により、抗酸化力を高めたり、血圧を下げたり、コレステロールを下げる物質が発生します。それはつまり味噌が認知症の発症リスクを下げるということなのです。

次いで味噌と同じ大豆を原料とする**納豆**ですが、これは煮た大豆を納豆菌で発酵させて作る食品です。上記の味噌と同様、元々大豆に含まれている栄養素に加え、発酵させることによりさらに別の栄養素が加わっています。その栄養素には、**ナットウキナーゼ**（納豆菌がつくり出す酵素であり、血液に含まれるフィブリンを分解して、血液をサラサラにし、血栓を予防する）、**大豆イソフラボン**（コレステロールの増加を防ぎ、動脈硬化を予防する）、**ミネラル**（カルシウム、マグネシウム等）、**食物繊維**などがあり、認知症の予防には有用な食品です。

次に、日本食とは切っても切れない**海産物**に関してですが、ご存知の通り日本は周囲を海に囲まれており、朝から海産物などを摂る習慣がありました。それらがなぜ認知症を防ぐのかについて説明します。

イワシ、サバなどの**青魚や鮭**には、**オメガ3系の不飽和脂肪酸**が多く含まれています。オメガ3系不飽和脂肪酸の中で特に体にいいものが、DHAとEPAです。DHAは、脳の神経細胞において情報の伝達をスムーズにし、学習能力や記憶能力をアップさせるのに役立つことから認知症予防にも効果的なのです。EPAは、血小板の固まりの発生を防ぎ、血液をサラサラにします。また、血管の柔軟性を高め、血管を健康に保つ働きがあります。そのため、EPAを摂ることで、動脈硬化を予防し、その結果認知症を予防することにつながるのです。DHAやEPAは、体内で作り出すことができない栄養素なので、魚を食べることが認知症の予防に大事なのです。ただし、DHAとEPAは酸化しやすいので、抗酸化作用のある緑黄色野菜や柑橘類と組み合わせて一緒に食べることが大事です。つまり、魚と野菜を朝食べる伝統的な日本食は、やはり認知症予防にいいことになります。

次いで、**海草類**ですが、味噌汁のだしなどに使われる昆布には独特のぬめりがあります。その中にアルギン酸などの天然の水溶性食物繊維が含まれており、それが塩分を吸着させることで血圧を下げたり、血糖値を抑制したり、コレステロールを低下させます。つまり動脈硬化、ひいては認知症を予防することが期待できるのです。また、昆布のうまみ成分であるグルタミン酸は、脳の神経伝達成分にもなる上に、脳の機能を妨げるアンモニアを無毒なグルタミンに変えたり、有害元素を体外に排出させる働きもあります。さらに昆布には、甲状腺ホルモンの主原料となるヨードも豊富に含まれています。甲状腺ホルモンは、細胞の代謝機能や自律神経をコントロールして、いきいきとした雰囲気や安定した精神を保つのに役立ち、エネルギー代謝も促進させ、脳の健康維持に役立ちます。

そして、日本人がよく味噌汁の具などにして食するわかめですが、この海草にも食物繊維が豊富に含まれています。わかめの食物繊維は、水に溶けないセルロースという不溶性食物繊維と、水に溶ける先ほど述べたアルギン酸という水溶性食物繊維があります。食物繊維が認知症の予防にいいことはすでに述べました。また、わかめやひじきなどの海草類は、ビタミンB12とカルシウムを豊富に含んでいます。ビタミンB12には、脳の神経細胞の働きを活発にして、記憶力と集中力を向上させる働きがあります。カルシウムには、神経を鎮めて、イライラを防ぐ作用もあります。このように脳機能改善にいい働きがあるので、認知症予防にも役立つでしょう。

次に、日本食の材料の中でも陸でとれるものに関して述べます。まず、日本は山が多いのできのこ類をよく食べていますが、その中でおそらく一番我々が食べているのが椎茸でしょう。椎茸にはさまざまな健康に良い成分が含まれています。椎茸には含まれているエリタデニンは、血中のコレステロール値を低下させ、血液をさらさらにし、動脈硬化、ひいては認知症の予防効果があります。椎茸の旨み成分はグルタミン酸ですが、それが健康に貢献することは昆布のところで述べました。さらに、椎茸には、ビタミンDが豊富に含まれています。ビタミンDは、糖尿病を予防し、精神の安定にも効果的であり、それが認知症予防に結びつきます。また、βグルカンは、椎茸などのキノコ類に含まれる多糖体ですが、免疫力を高めて癌細胞を殺すのみならず、コレステロール値を下げ、腸内環境を整え、認知症を含む生活習慣病の予防に役立ちます。さらに、レンチシンという椎茸の成分は、血液中の過剰な中性脂肪やコレステロールを体外へ排出し、やはり動脈硬化、ひいては認知症を予防します。最後に、椎茸には水に溶けにくい不溶性食物繊維が多く含まれるため、健康維持に役立ちます。このように、椎茸には驚くほどさまざまな、脳を健康に保つためのいい有効成分が含まれています。

日本食は食事量が少なくても、すべての栄養素をまんべんなく摂ることが可能であると述べましたが、この「食事量を減らす」ことが認知症の予防につながることがわかっています。その食事量を減らす究極が**断食**になりますが、この断食も認知症予防に効果的です。

断食の歴史は長く、イスラム教のラマダンのように、有名な宗教はすべて断食を取り入れています。その理由は、修行という意味もありますが、やはり脳の活性化を図るという目的があることも大きいと思われます。では、断食が脳にどのような良い影響を及ぼすのでしょうか。

断食を行うと視床下部から脳下垂体に刺激が伝わり、ストレスに強く対抗するホルモン例えばＡＣＴＨ（副腎皮質刺激ホルモン）が出て脳全体を活性化します。また、セロトニンの増加により、うつ病などの精神疾患に効果があります。そして、ＢＤＮＦ（脳由来神経栄養因子）が増え、新しいニューロンの形成、シナプスの発達、脳内の情報伝達が促進され、アルツハイマーなどの認知症、加齢による記憶力の低下、パーキンソン病などの予防につながります。さらに断食によって脳への栄養が絶たれると、脳のエネルギーと言われるブドウ糖の代わりに、脂肪が分解してできるケトン体をエネルギー源にします。さらにケトン体が増えることによってα波が出てリラックスしたり、感覚が鋭敏になって集中力がアップします。さらにケトン体という新たなエネルギー源を獲得することによって、脳はより活発な活動が可能となり、アルツハイマーの予防の他、長寿遺伝子であるサーチュイン遺伝子を活性化させることで認知症を予防します。こうしたことも昔から宗教などが断食を取り入れてきた大きな理由のひとつではないかと思われます。

また断食は脳に良いだけでなく疲れた内臓にも効果があります。食を断つことで消化酵素を使わないため代謝酵素を作る余裕ができるので、脳が健康を取り戻すための様々な反応をすることが可能になります。とはいえ、誰でもすぐに断食に取り組めるわけではありません。忙しい現代人に対するひとつの答えが半日断食です。半日断食とは、12時間から16時間の間食事をしない（水分は摂っても問題ない）という簡単な断食です。かつての日本人は、朝飯前といって、通常朝は食べずに農作業などをして、最初の食事を昼くらいに摂るのが常でした。私も半日断食を、週末を含めて週に4日ほど行っており、数年で体重が15キロ減少し、そのままベストの体重を維持しており、脳の働きを含め体調がいいことを日々実感しています。

ひとつ注意点として食養の専門家である児玉陽子先生によると、病気が重症の人に断食は禁物で、たとえ軽症であっても食べ始めると食欲が出てしまいかえって症状が悪化する可能性があるので、性格によっては難しいケースがあるとのことです。半日や一日の断食は自分でやっても問題はありませんが、それ以上の本格的な断食は、経験の豊富な指導者のもとで行うべきでしょう。

ここまで認知症予防に日本食と食事量を減らすことのメリットを述べてきましたが、それぞれ置かれた環境も異なりますから、それが難しいという人には食生活を補助するため、**「スーパーフード」**を併用することも、認知症予防にはいいと私は考えています。ちなみにスーパーフードの一般的な定義は「栄養バランスに優れ、一般的な食品より栄養価が高い食品である。または、ある一部の栄養・健康成分が突出して多く含まれる食品である。そして食歴が長く、何世紀、何十世紀にもわたって人々の健康に寄与してきた食品である。それにより、人体に及ぼす可能性があるあらゆる問題が解明されており、その安全性に不安をもって食することがなく、ほかの食品に比べて信頼がおけるもの」となっており、これから私が紹介するスーパーフードは、以上の定義に加えて私自身で実際に試してみて良好な結果が得られたもので、周囲に同様の感想をもつ人が少なからず存在する――という条件も含めています。さらにもうひとつ付け加えると「細胞や動物実験、臨床レベルで有効性が確認されていること」。この条件が満たされていれば、さらに確信をもってお勧めすることができます。

まず私が一番に患者さんにお勧めするのが、ニンニクから簡単に抽出することができる**ニンニク油**です。ニンニクと人類の関わりはとても長く、古代エジプトまでさかのぼるといわれており、紀元前3750年頃に建造された王家の墓からは、ニンニクの粘土模型が発見されています。その後ニンニクは、地中海経由でギリシャに伝わりました。そして、古代ローマ時代、ニンニクは遠征する兵士の「体力を維持する」「血のめぐりをよくする」「勇気を与える」野菜として欠かせない食材になっていきました。さらにニンニクはシルクロードを通り、中国へと伝わりました。医食同源の考えを持つ中国では、ニンニクは他に類を見ない素晴らしい食品として、予防医学や治療に使われました。その後ニンニクは朝鮮半島を経由して、日本に伝わったといわれています。

では、なぜそれほど優秀な食品であるニンニクをわざわざニンニク油にして摂る必要があるのかというと、その成分に違いがあるからです。生ニンニクの健康増進作用となる成分はアリシンで、ニンニク油のそれは**アホエン**です。アリシンは、ニンニクを傷つけた時に防衛反応で出る臭い匂いの元であり、抗菌効果やビタミンB1を吸収しやすくする作用などがあります。一方、ニンニク油に含まれるアホエンは、ニンニクを刻むかすり下ろしたものを、植物油やアルコールに漬けこむことで生成されます。アリシンは20℃だと20時間でほぼ分解されてしまうので、食べるたびに切ったりすり下ろしたりする面倒な作業が必要なのに比べてアホエンは安定した成分で、ゼラチンを原料にソフトカプセル化したものを25℃で1年間保管しても、その減少は20％にとどまります。このように、アホエンを含むニンニク油は保存性に優れていて、かつ取り扱いが容易です。そんなアホエンの生理機能には、血小板凝集抑制作用、肝障害に対する保護効果、抗菌作用、抗腫瘍作用があります。それではここで、家庭でのニンニク油の作り方と、脳に対する効果に関して述べます。

必要な材料は、ニンニク3片とオリーブオイル（できればエクストラバージン）150ccの2つです。オリーブオイルには、ごま、サフラワー、ひまわり、とうもろこしなどの植物性油と比べて、非常に多くのオレイン酸が含まれています。オレイン酸は安定性にすぐれ、酸化しにくいだけでなく、血液の中にある悪玉コレステロールを取り除く効果があります。このことによって、動脈硬化、心臓病、高血圧などの生活習慣病予防が期待できます。さらに、オリーブオイルにはビタミンA、K、Eが豊富に含まれています。特にビタミンEには抗酸化作用があるため、体内脂質の酸化を防ぎ、認知症などの老化と関連する疾病予防も期待できる上に比較的安価で手に入りやすいのもメリットになります。

では、ニンニク油を作る作業過程をご説明します。

1ニンニクの皮をむく。

2ニンニクを細かくきざむ、またはすりおろし（すりおろすほうがより好ましい）室温で2時間放置する。このときに青く色が変わることがありますが、それは問題ありません。

3オリーブオイルの中に2で作ったニンニクを入れ、5日間室温のままにする。

4ニンニクを濾して出来上がり。

ここで注意しなくてはいけないのが、アホエンが80℃で壊れてしまうという特性です。そのため、ニンニク油はスープに入れたり、パンに塗ったり、サラダにかけたり、直接飲むようにしてください。ちなみに、私は毎朝ティースプーンで2杯から4杯を飲むか、もしくは「スジャータめいらく」が百寿会の会員に提供している「めいらくアホエン」を3

粒服用しています。

ではニンニク油に期待できる認知症予防効果について説明しましょう。

人間の脳内では、多くの神経細胞がネットワークを作り、さまざまな神経伝達物質によって膨大な情報をやりとりしています。その神経伝達物質の中でも、「アセチルコリン」は最も重要なもののひとつで、アルツハイマー病で亡くなった方の脳を調べたところ、このアセチルコリンが少なくなっているのが明らかになりました。アセチルコリンは、アセチルコリンエステラーゼによって分解されることで、その機能が低下します。しかし、ニンニク油に含まれるアホエンはアセチルコリンエステラーゼの働きを阻害する効果があるのです。つまり、ニンニク油を摂取することで、脳の中で情報の伝達がスムーズに行われるようになり、認知症予防に効果があるのです。

さらに、脳の組織や細胞は毛細血管から酸素や糖を受け取り活動しています。ニンニクには、毛細血管の血流や微小な血液循環を良くする作用があるため、ニンニク油を摂取することで脳の神経活動が活発化し、記憶力アップにもつながるのです。

これほど安価で効果のあるスーパーフードを私は知りません。そのため、まず最初にお勧めしたいスーパーフードとしてニンニク油を挙げたのです。

次に紹介する**ノニジュース**は熱帯地方が原産の果物、ノニからとったスーパーフードです。ノニジュースもニンニクのように歴史が長く、ポリネシア地方の島々では、ノニの効能が紀元前から知られていて、2千年にわたって奇跡のフルーツとして愛用されており、これまでにも様々な医学的な研究がなされています。有効成分としては、ビタミン、ミネラル、酵素、アミノ酸など140種類を超える驚くほど多彩な栄養素が含まれます。これが奇跡のフルーツと言われる由縁です。ヒトの体内では合成されない必須アミノ酸が9種類ありますが、ノニジュースはすべての必須アミノ酸を豊富に含んでいます。また、ノニジュースに含まれるイリドイド配糖体は抗酸化作用が高く、活性酸素による細胞の酸化、すなわち老化を防ぐ働きがあることが知られています。太陽光線の強い熱帯地方で自生するノニには、太陽の強い紫外線から身を守る物質がどうしても体内に必要であり、その一つが、活性酸素の働きを阻害するイリドイド配糖体なのです。さらに、ノニジュースに含まれるスコポレチンに血管の若返り作用があるといわれています。スコポレチンは、植物一般に広く存在するクマリンという香り成分で、ポリフェノールに分類される抗酸化物質の一種です。最近の研究で、このスコポレチンには、血管を拡張し柔らかくするという働きがあることがわかってきています。また、ノニジュースに含まれている中鎖脂肪酸は、鎖の長さが短いので、脂肪組織に蓄積されることなく、肝臓で代謝しやすい形に分解され、エネルギーとして消費されます。中鎖脂肪酸からできるケトン体は、糖を利用できなくなったアルツハイマー病の脳でもエネルギー源として利用できるので、症状の改善に役立つ可能性があります。

他にもこれらの有効成分がさまざまな形で脳に良い影響を与えることが知られており、例えばマウスを使った動物実験において、アルツハイマー病の発症に大きく関わる、ベータアミロイドによる認知障害を予防すること、脳梗塞に起因する神経障害を予防すること、神経伝達物質であるアセチルコリンや脳の血流を増やして記憶を改善すること、などが報告されています。実際、食品の中で、動物実験の段階までいって脳神経の保護作用が確認されているのです。つまり、ノニジュースは認知症予防に有効であるという事が言えるのは、ニンニク油の有効成分であるアホエンとノニジュースの2つです。

次いで**マルンガイ（モリンガ）**について述べます。これもノニ同様に熱帯地方で自生している植物であり、やはり必須栄養素のほとんどを含んでいます。そのため、発展途上国では特に子どもや妊婦に栄養補給をするための重要な食品になっており、アジアやアフリカでは、このどんなところでも発育する生命力の強い植物をどんどん植えて栄養状態を改善しようという動きが広がっています。様々な有効成分がありますが、その中には、ギャバ、ルテイン、ポリフェノールも含まれており、このため血圧を下げ、目を見えやすくし、抗がん作用も臨床的に認められています。脳に関しても、不眠症を改善し、気持ちを安定させる作用があることが報告されています。また血圧を下げ、糖尿病を改善することで動脈硬化を防ぐ作用があり、ひいては認知症予防にもつながると言えるでしょう。

日本人の嗜好品である緑茶も、大規模調査で認知症予防に効果的であることがわかってきました。動物実験によると、その成分であるカテキンが関係しているようです。

以上に加えて、認知症予防になるといわれている食品とその中の有効成分（括弧内）を列挙します。**カレー**（クルクミン）、**抹茶**（テアニン）、**えごま油**、**アマニ油**、**ナッツ**、**クルミ**（α-リノレン酸）、**赤ワイン**（アントシアニン、レスベラトロール）、**ビール**（ホップ）、**コーヒー**（カフェイン、クロロゲン酸）、**シークワーサー**（ノビレチン）、**玄米**、**全粒粉**（リポポリサッカライド、フェルラ酸）、**豆類**、**かつお**、**うなぎ**、**トマト**（リコピン）、**にんじん**、**かぼちゃ**、**ほうれんそう**（β-カロテン）、**パセリ**、**ピーマン**、**アロセラ**、**キウイ**、**レモン**、**イモ類**（ビタミンC）、**みかん**、**柚子**（ヘスペリジン）、**ナッツ**（ビタミンE、オレイン酸）、**紅茶**（テアフラビン）、**いちご**（フィセチン）、**たまねぎ**（ケルセチン）、**しそ**、**ピーマン**、**春菊**（ルテリオン）、**レバー**、**菜の花**、**枝豆**、**モロヘイヤ**、**ほうれんそう**（葉酸）、**グレープフルーツ**、**はっさく**（ナリンギン）、**れんこん**（タンニン）、**蕎麦**（ルチン）、**大豆**（イソフラボン）、**ごま**、**ごま油**（セサミン　セサミノール）、**ココナッツオイル**（中鎖脂肪酸）になります。

ここまでつらつらと原則を述べてきましたが、かといってそれに囚われ過ぎて原則をがちがちに守る「食の原理主義者」にならないということが実は重要です。つまり、長期間偏った食事はせず途中でゆるめ、体質、季節を見て食養生を変えた方がいいでしょう。特に高齢者は好きなものを栄養のバランスよく食べることが肝要です。なぜならば、それまでの食が自分の体質に合っていたから長生きできたわけなので、それを継続することが一番脳の健康、つまり認知症予防には良いはずだからです。

最後に、食事に関しての注意点として挙げたいのが噛むことの大事さです。よく顎や舌を動かして咀嚼することが脳を活性化し、それが認知症予防につながるのです。

●運動は認知症を予防する

次に身体からアプローチする認知症の予防に関して述べます。食と身体はひとつのセットと考え、両方をきちんとケアして初めて、認知症の予防ができると言えるでしょう。

身体から認知症を予防するアプローチの中で、一番重要で報告が多いのが運動、特に有酸素運動を継続することになります。有酸素運動とは、肺から取り込んだ酸素の供給する範囲内で、運動するエネルギーを発生させ、呼吸、循環を刺激する運動です。脈拍が1分間に110から120を越えない範囲で、軽く汗ばむ程度の運動になります。例えば、速足で歩く、**ジョギング**、**サイクリング**、**水中歩行**などが有酸素運動になります。有酸素運動は認知症のみならず、脳卒中、心臓病、癌などの予防、改善に役立つという報告が多数されています。認知症に関しては6ヵ月間の運動プログラムで、記憶障害のある老人の認知機能が改善したとの報告があります。定期的に運動している中高年は、認知症になる可能性が減ります。中でも有酸素運動が、健康な高齢者の認知機能や注意力を改善し、海馬の体積を増やすと報告されており、ジョギングは前頭前野の機能を活性化します。運動による効果は、当然脳だけではなく全身の筋肉の維持にもつながります。筋肉量や握力の低下は、アルツハイマー型認知症になりやすいという報告があり、筋力維持によって体温や循環量が保たれることで脳に好影響を及ぼし認知症の予防、改善につながるのです。

さらに、アジアにおいて昔から行われてきた**武道やヨガ**も、脳機能の改善に有効であるとの報告がされるようになりました。例えば太極拳が、普通の運動に比べてより認知症予防に有効であるという報告は過去に数多くあります。ヨガもまた同様に、ストレスで起こる交感神経や視床下部・下垂体・副腎系の過剰な活性化を抑制し、認知症予防に効果があることが報告されています。

運動が認知症予防に効果的であることは大規模試験でも報告されるようになりました。例えば、1970年代初頭にフィンランド出身の1500人に対して実施した調査をベースにして21年後に再調査した研究では、65歳から79歳に達した対象者のうち、少なくとも週に2回運動していた人は、そうでない人に比べて認知症になる確率が50%低いことがわかりました。ドイツのあるグループの発表によると、55歳以上の約４０００人を2年間追跡して、運動している人はそうでない人に比べて、認知機能の低下が少ないという報告をしています。また、米国のある発表では、約１１００人を対象にして2年間追跡調査したところ、50歳以上で適度の負荷がある運動（例えば早足で歩く、水泳、武術等）をしているグループの認知機能が、一番低下しにくいと報告しています。つまり、ただ単に軽く歩く程度では、認知症の予防効果は少なく、早足で歩くなどやや負荷の強い運動が、認知症予防に役立つようです。ただし、常時早足で歩くのは難しいので、３分早足で、３分ゆっくり歩くといった方法が現実的な予防法です。

運動が認知症予防になる理由に関しては、動物実験や人に関する様々な報告があります。マウスを使った動物実験では、運動することにより海馬の脳由来神経栄養因子が増加し、そのために神経再生が促されることにより、学習能力が向上すると報告されています。人においても、前述したように運動によって脳血流が増えて、その結果脳の体積が増加するといわれています。

別視点からの報告によると、運動、特に強度のある運動は、筋肉内に活性酸素を過剰に産生するため、それを掃除するために、抗酸化酵素などの産生が高まり、それが体にいい影響を及ぼしていると述べられており、これはいわゆるホルミシス効果（軽いストレスが体を活性化する）と同じです。

活性酸素は認知症の原因になるので、運動が引き金になり、活性酸素を掃除する酵素が増加することは、当然脳にもいいはずです。これは先ほども述べたようにゆっくり歩くだけではなく、より負荷の高い運動、早足で歩くとか階段を上る等の運動を混じえて行うことが認知症予防に効果的であるという報告と一致していると言ってもよいでしょう。

とはいえ、あまりに強度の高い運動は逆に活性酸素の産生に掃除が追いつかず、逆効果になる可能性もあります。そのようなことを防ぐためにも、正しい姿勢で身体をゆるめ、血流やリンパの流れをよくすること。そうすることで強度の高い運動によって生じた活性酸素を体全体で掃除すれば、運動がより有効な手段になるはずです。つまり、身体全体の力が抜け腰骨がたった日本古来の正しい姿勢を保てば、運動で生じた負荷に対しても体全体で対応できるようになり、そのいい効果が脳にも波及していくのではないかというのが私の考えです。

（文献）

Berchtold NC et al. Eur J Neurosci 14, 1992-2002, 2001.
Blumenthal JA et al. Am J Cardiol 67, 633-9, 1991.
Colcombe SJ et al. J Gerontol A Biol Sci Med Sci 61, 1166-70, 2006.
Etgen T et al. Arch Intern Med 170, 186-93, 2010.
Geda YE et al. Arch Neurol 67, 80-6, 2010.
Hillman CH et al. Nat Rev Neurosci 9, 58-65, 2008.
Niess AM et al. Front Biosci 12, 4826-38, 2007.
Radak Z et al. Free Radic Biol Med 44, 153-9, 2008.
Rogers RL et al. J Am Geriatr Soc 38, 123-8, 1990.
van Praag H et al. J Neurosci 25, 8680-5, 2005.
『脳を鍛えるには運動しかない』ジョンJ・レイティ著　ＮＨＫ出版

●瞑想は認知症を予防する

最近、瞑想が認知症を予防するという報告が多くされるようになりました。私自身もこれまでに3人の指導者から習った瞑想により不安感の軽減や脳が活性化したという実感としてもっており、それに基づいたそれぞれの瞑想方法について述べていきたいと思います。

まず、スピリチュアルの分野で多くの著作がある愛場千晶先生から学んだ瞑想法ですが、基本的には比較的シンプルなものです（イメージを使うなど様々な応用編もありますが）。

まず初めに、楽な姿勢で背筋をスッと伸ばして座ります。次に目を閉じて、ゆっくり息を吐きます。そのとき、ヘソの下の丹田を意識し、そこに手を当てて息を吐ききるようにします。3秒で吸って、3秒息を止め、6秒かけて吐ききります。もしくは4秒、4秒、8秒かけて同じことを行います。身体をひとつの壺と思い、不安や病気を黒いイメージで吐き、きれいな光を吸うイメージで行います。毎日1回、5分間くらい同じ場所で行います。

実はこれだけでも、脳機能の改善が見られることが脳科学で証明されています。瞑想は、覚醒した状態で周囲からの情報を遮断しているので、DMN（デフォルト・モード・ネットワーク＝何もしていない時に活性化する脳の領域で、脳をリセットして脳機能をよりよくする部位）が活性化し、帯状回などの血流が増えることがｆＭＲＩ（脳血流の増加をＭＲＩで測定する検査法）でわかってきています。瞑想を習慣化することで帯状回の血流が増加すると、帯状回の神経細胞が大きくなり、そのため扁桃体が自然とコントロールできるようになり、不安感が軽減し、ストレスに強くなるのです。その結果、ストレスが発症の大きな原因である認知症の予防につながるわけです。また腹式呼吸で息をゆっくり吐くことによって副交感神経が刺激されることも認知症の予防に効果的といえます。呼吸は、主に脳の延髄という部位に中枢があり、意識しなくても自動的に呼吸ができるようになっている一方で、意識して呼吸することも可能です。自律神経がかかわる機能の中で、循環や体温と違って、呼吸は唯一、自分の意志でコントロールできるものなのです。この瞑想のように、深呼吸することで迷走神経反射が起こるため心臓への副交感神経の働きが活性化され、心拍数が落ちることが以前から報告されています。ストレスは交感神経が刺激され続けた状態ですので、瞑想で副交感神経を刺激することがストレスの軽減につながるのです。

瞑想が脳に及ぼす影響については最近脳科学的に多くの報告がされるようになってきており、帯状回や副交感神経が刺激されるだけでなく、右脳も刺激されることがわかってきました。瞑想を続けている年数が長ければ長いほど、瞑想で活性化された脳の神経細胞が大きくなって、その部位の機能が自然に強化されます。右脳に幸福感があることは既に述べましたが、瞑想で刺激された右脳の機能が強化されることは、すなわち幸福感が増すことにつながり、ストレスが軽減して認知症の予防につながるわけです。
さらに、瞑想によってドーパミンという神経伝達物質も増えていきます。ドーパミンは、喜びの感情の情報の伝達に重要な働きをする物質で、このホルモンが増えることで幸福感も増して認知症予防にもつながることになります。このように、目をつぶってゆっくり腹式呼吸することを習慣化するだけで、認知症患者を減らすことができるとすれば、我々にとってはなによりの朗報ではないかと思います。

次にご紹介するのは、タイ上座部仏教の僧侶、プラユキ・ナラテボー先生が実践している瞑想法です。プラユキ先生は、日本の大学を卒業した日本人ですが、思うところがあり、タイの農村の寺院で副住職をやっています。彼は「開発僧」と呼ばれる僧侶で、農村に入って庶民の仕事を手伝いながら、修行を行っており、常に人々の生活に役立つ瞑想法を考えている人です。彼によると、仏陀が教えた瞑想には、大きく分けて「サマタ」という集中系と「ヴィッパサナー」という気づき系の2つの種類があり、前者はマントラやイメージなどの対象に意識を繰り返し向けていくことで、安定した集中力をめざします。後者の「ヴィッパサナー」は、意識を向ける対象をあらかじめひとつに限定することなく、その瞬間、瞬間に生じてくるものをありのままに自覚化することを繰り返しながら、気づきを育んでいく方法です。仏陀は、「サマタ」系の瞑想を極めましたが、なおも安らぎが得られず、その後「ヴィッパサナー」系の瞑想で、解脱、涅槃に至ったとされています。つまり、両方の瞑想をバランスよく行うのが重要なのですが、集中系はやっていて快感があるが社会から遊離してしまうような危うい面がある、というのがプラユキ先生のご意見でした。ですからプラユキ先生のお寺では、気づき系の瞑想である「手動瞑想」「歩行瞑想」を中心に教えています。手動瞑想とは、眼を開けたまま、右手左手をゆっくり動かしながら、手のひとつひとつの動きを、自覚的にしっかりと気づくやり方です。気づくというのは、集中することとは違います。気づくというのは、あるがまま、今この瞬間の手の状態を観察する行為です。集中することを、例えばぎゅっと手を握るような緊張感のあるものとすれば、気づくというのは、例えばパッと手を開くような開放感、リラックスした感じともいうべきものです。今この瞬間を観察するときに、別の考えが浮かぶこともありますが、それはそれで観察して、また手の観察に戻ります。歩行瞑想も同様で、十数歩前後を行ったり来たりする中で、右足、左足の状態を自覚的にしっかりと気づきながら、丁寧にゆったりと歩くやり方です。

マインドフルネス瞑想という、欧米でうつ病の治療などに使われている瞑想法があります。その方法をかいつまんで説明すると、「〝今ここ〟に意図的に意識を向け、価値判断をせず、ありのままに受け入れている状態」をつくり出す瞑想です。つまり、価値判断する左脳ではなく、今の瞬間に対処する右脳を刺激するやり方と言ってもいいでしょう。これは、先ほど述べた気づきの瞑想と似ています。なぜならば、身体の感覚は主に右脳の頭頂葉が統合しているからです。自分の身体の感覚に気づくことは、右脳を刺激することに他なりません。それが、上記述べたように幸福感につながり、ストレスを軽減して認知症予防にもつながるものと思われます。実際、この気づきの瞑想を行うことで、自分の心身に生じてくるあらゆる現象をはっきりと自覚し、それに伴い苦しみが消失し、それを慈しむような境地に至ることができるようです。「智慧というのは、触れ合うあらゆるものを〝よき縁となす〟ことだ」とプラユキさんは述べています。あらゆる現象を気づき、それらをすべて〝よき縁となす〟、そのためには右脳に刺激を入れる必要があるのです。この考え方は、私自身、茶道を習っていたこともあり、両者に共通するものを感じ、深く納得することができました。

瞑想法の3つめは、現在鎌倉一法庵で瞑想を指導している山下良道先生という住職の方が行っている瞑想法です。彼は「青空につながる瞑想」を提唱しており、その内容は以下のようなものです。

「本来の瞑想とは何か。シンプルに答えれば、「シンキングマインド（欲や煩悩に惑わされ、常に落ち着きなく不安定な思考が止まらない心の状態）がフル回転しているAという次元から、その日常とは異なるBという次元へジャンプすること」です。B次元とは、シンキングマインドから自由になった青空の世界を指します。

B次元へ移動し瞑想を深めていくことで、瞑想以外の時間も心の状態が変わってきます。シンキングマインドの暴走がコントロールできるようになり、その暴走がもたらしていたすべての災厄から解放されます。

では、どうすればB次元へ移動できるのか。

その入口となるのが、「内なる体」です。

内なる体とは、「体の中にある微細なエネルギーに満ちたフィールド」を指します。

実は、私たちの体は、微細なエネルギーの集合体でもあります。青空というもうひとつの領域に入っていくために、必ず途中で通過する場所がこの内なる体です。（中略）

この本では、まず次の3つの瞑想をご紹介します。これらの瞑想によって、あなたはゆったりと呼吸しながら、普段の荒い感覚の領域を出て、内なる体の微細な感覚を感じ、青空の領域へと入っていきます。そして、シンキングマインドから自由になり、本来の自分である青空へと戻っていきます。

パート1 体の微細な感覚を観る瞑想、パート2 慈悲の瞑想、パート3 呼吸を観る瞑想」

（『本当の自分とつながる瞑想』山下良道著）

彼のいうシンキングマインドとは、脳科学的に見ると、左脳、扁桃体・報酬系が脳の主体となっていて、そのため思考や欲、不安感に振り回される脳の使い方ということになります。そのA次元からジャンプするために体の微細な感覚、エネルギーを見るというのは、そこから右脳、視床下部を主体とする脳の使い方になるB次元に行くということになります。慈悲は、やはり右脳や視床下部が関わります。呼吸は、脳の様々な部位が関わっていますが、扁桃体が過剰に活性化すると過呼吸になることがわかっています。呼吸を観るということは、呼吸に巻き込まれずに客観的に見ることで、扁桃体の過剰な活性化から逃れることにつながるのではないかと思われます。つまり、「青空の自分」になるには、瞑想により、左脳、扁桃体・報酬系主体の脳の使い方から、右脳、視床下部主体の脳の使い方へジャンプしなければいけない、ということを山下先生は説いているのです。先ほど述べたマインドフルネス瞑想においても、好き嫌いや、正しいかどうかの判断をしてはいけないとよくいわれますが、これは左脳、扁桃体・報酬系を使ってはいけないという事に当たります。そして、ジャンプして本来に戻ったB次元の自我は、まさしく本来の自分——おそらく魂といっていいでしょう——が右脳・視床下部主体の自我に戻るという事になるのでしょう。それによりストレスから逃れ、ひいては認知症の予防にもつながると思われます。このように、私が習った3つの瞑想法を述べましたが、いずれもストレスを軽減し、結果として認知症予防に役立つことが言えるでしょう。瞑想は、お金もいらずどこでもできるので、認知予防のために是非とも取り入れたい習慣といっても過言ではありません。

（文献）

Broyd SJ et al. Neuroscience and biobehavioral reviews 33, 279-96, 2009.　Chan JSY et al. GerontoloGIst. 59, e782-e790, 2019.　Chen Y et al. Medicine （Baltimore）. 99, e19313, 2020. Farb NAS et al. SCAN 2, 312-22, 2007.　Hoffman L et al. Am J Occup Ther. 74, 03205010p1-p14, 2020　Holzel BK et al. Neurosci Lett 421, 16-21, 2007.　Hu X et al Med Hypotheses. 77, 266-9, 2011.　Kjaer TW et al. Brain Res Cogn Brain Res 13, 255-9, 2002.　Lazar SW et al. Neuroreport 16, 1893-7, 2005.　Mason MF et al. Science 315, 393-95, 2007.　Northoff G et al. Trends Cogn Sci 8, 102-7, 2004.　Pagnoni G et al. Neurobiol AGIng 28, 1623-7, 2007.　Raichle ME et al. Proc Natl Acad Sci U S A. 98, 676-82, 2001.　Russell-Williams J et al. Rev Neurosci. 29, 791-804, 2018. Shields RW Jr. Cleve Clin Med S37-40, 76, 2009.　Tang YY et al. Proc Natl Acad Sci U S A 106, 8865-70, 2009.　Yamamoto S et al. Acta Med Okayama 60, 51-8, 2006.

『気づきの瞑想を生きる』プラユキ・ナラテボー著　佼成出版

『統合医療の真実』篠浦伸禎著　きれいネット

『脳にいい5つの習慣』篠浦伸禎著　マキノ出版

『本当の自分とつながる瞑想』山下良道著　河出書房

●認知症予防に有効な脳の使い方

昔から、日本では、くよくよしない明るい人はボケない（認知症になりにくい）といわれてきました。欧米においても、認知症になりにくい性格についての調査研究が最近多く報告されるようになりました。

スウェーデンで約５００人を平均６年間追跡したデータでは、神経症の傾向が低く、外向性が高い人が認知症になりにくいという結果が出ました。フランスでは、それに加えて、誠実さ、柔軟さ、自立心、困難から逃げない性格が認知症になりにくさと関連があることが報告されています。また、米国においては、約１０００人のカトリック聖職者を12年間フォローして、誠実度の高い人が認知症になりにくいと報告しています。

以上をまとめると、**誠実で寛容（＝温厚篤実）**、**外交的で自立心のある**（これは困難から逃げないことも含む）ことが認知症になりにくい性格といってもいいでしょう。これは、くよくよしない明るい人であるというのみならず、自分の生き方の軸がしっかりしている、つまり、他人に対しては温厚篤実であり、自分に対しては厳しくして、できるだけ他人に迷惑をかけずに自立する、ということが認知症になりにくい性格といえます。

私は、その要因として、このタイプの性格の人は生涯孤独にならず、死ぬまで何らかの役割を家族や社会の中で果たすことができることで、ストレスが軽減されるからではないかと考えています。

かつての日本人、少なくとも戦前までの日本人は、そういった生き方をしてきました。そのことを一番よく知っているのは、日本人ではなく実は台湾の人々かもしれません。例えば台湾人がある人を評価する際「あの人は日本精神がある」という表現をすることがあります。その言葉が意味するところは、その人は勤勉で正直で約束を守る、つまり誠実な人柄であるという褒め言葉になります。日本人は戦後の教育により、台湾人のいう「**日本精神**」が徐々に失われていきましたが、戦前の日本人を知っている台湾人は、戦後中華民国に支配され、それまでとは全く違う、例えばわいろが横行するような文化が入ってきたため、それと対照的な日本精神が戦後になっても凍結したように残っているわけです。

作家で語学教師をされている台湾出身の李久惟（ジョー・リー）さんのお話を聞く機会が最近ありました。彼の話によると、彼の祖父母が戦前の日本の教育を受けており、戦後台湾政府により日本語は禁止されたにも関わらず、彼らは日本語を必死で守ったとのことでした。その理由は、台湾語や中国語ではなく日本語で考えると、物事の判断を間違えず、まっとうな人生を送ることができると確信していたからでした。そして、興味深いことに彼らは認知症とは無縁だったとのことです。それは『台湾人と日本精神』を出版した台湾の実業家の蔡焜燦《さいこんさん》さん、かつての台湾総統の李登輝《りとうき》さんをみても明白です。彼らの著作を見ると実に日本精神のあふれた人柄であり、そして平均寿命よりはるかに長生きし、晩年まで活動的で社会貢献し、認知症とは無縁でした。

では、認知症にならない性格、特に日本精神とは脳から見ていったいどのようなものでしょうか。それを幕末から昭和まで活躍した渋沢栄一を例にとって述べたいと思います。

渋沢栄一は、明治時代に欧米に大きく後れをとっていた産業を、列強に追いつくところまで牽引した立役者です。波乱万丈の人生を歩みながら、当時としては破格の長寿である91歳まで生き、死の直前まで現役で活躍していました。

農家と商家を兼ねた裕福な家に生まれた渋沢は、その後家業を継ぐもそれにはあきたらず志士として出奔。やがて幕府に追われる身となりますが、徳川慶喜の弟の家来として訪れたパリでヨーロッパ文明を目の当たりにして大きな衝撃を受けます。やがて政府の役人となった後、民間人として約500の会社、約600に上る慈善事業の設立運営に関わります。何度も彼の意図とは反対の方向に運命が動き、そのたびごとに窮地に追い込まれるわけですが、常にそれを打開してより成長していく姿に「不倒翁」の名が冠せられたのも不思議ではありません。そして渋沢は最期まで認知症になることなく人生を全うしました。

なぜ彼はそこまでストレスに強かったのでしょうか。それは彼が幼い頃から四書五経などを通して学んだ日本精神を有していたからにほかなりません。
では「日本精神」とはなにか。脳から見ると以下のように記述することができます。

1　右脳を主体にする

渋沢は常に誠をもって人に接しており、非常に恩義に厚い男でした。先に認知症にならない性格に誠実さがあると述べましたが、まさしく彼はそれを貫き通して生きました。彼は常々「論語とそろばん」と言っていましたが、脳からいうと前者が右脳（論語は人間関係のあるべき姿を説いており、右脳を主に使う）、後者が左脳（算盤による計算は主に左脳を使う）にあたり、それを両方使えということになります。しかし、ここが一番大事な点ですが、彼は判断の基準として常に論語を第一、そろばんを第二に置いていました。右脳を左脳より上に置いていたわけです。日本型資本主義、つまり西洋型資本主義のように経営者と株主だけが儲けるのではなく、会社に関わる全員の懐が温かく、そして幸せになる経営を目指していました。また、慈善事業には最晩年まで関わり、多くの恵まれない人を救いました。

2　現場で左脳を使う

彼は慈善義業においても、愛情をもって恵まれない人に接するのみならず、左脳を使って合理的な運営をしました。恵まれない人が社会で活躍し、自立が可能になるような施設を作りました。それには私費を投じたり、実業家から義援金を募って、死ぬ直前まで運営に関わりました。左脳（算盤）に裏打ちされた右脳（論語）を使い、本当の意味で恵まれない人が幸せになるように考え行動していたのです。

3 「帯状回」を使って次の世代のために公につくす

彼は、私ではなく公——特に庶民のために奔走しました。日本の庶民にプラスになるような産業や慈善事業を興すのみならず、そのころ暗雲が垂れ込めていた日米の関係改善のために、団長として4回、最後は80代という高齢になってもアメリカに渡り、各地で演説を行っています。経済学者のドラッガーが、渋沢栄一は同時代に活躍した実業家のカーネギーやロックフェラーより偉大であると述べましたが、その理由は後者がライバル会社をつぶし独占企業を作って莫大な利潤を得たのち、自分が天国に生きたいがために慈善事業に乗り出す、いってみれば彼らが「私」に基づいていたのに対して、渋沢栄一は、多くの産業を興しながら、自分の一族よりも社会が富むことを常に優先する「公」で動いていたからに他なりません。

4 「小脳」にいい型を入れて現実に対応する

「『論語』は人間行為の完全な標準であるから、これによって人間として踏むべき道のすべてを学んでほしい。」と渋沢栄一は常々語っていました。彼にとって論語とは、単なる知識ではなく、人生の羅針盤だったわけです。彼は論語を幼いころの教育法である素読で覚え、すべてを諳んじることができるほどでした。つまり、彼の小脳に、論語が考え方の型として入っており、常にそれを元に物事を判断していたわけであり、彼はそれに関して、常に論語を元に判断したから人生の岐路で方向性を間違えなかったと述懐しています。論語の思考法を小脳に入れて現実に対応することは、ストレスを乗り越えて脳が成長するためには必須の思想、哲学ではないかと私は考えています。戦前の日本人が台湾人に尊敬されていた理由もまさにそこにあったのではないでしょうか。

5 ストレスを乗り越えて「視床下部」を活性化する

通常強いストレス下にある人間は扁桃体が活性化して視床下部が弱るものです。しかし渋沢は周囲の人を巻き込みながら、つまり周囲の人の魂と共振しながらストレスを乗り越えたので、ことあるごとに視床下部のエネルギーがより上がって行ったのではないかと思います。そのため、様々なもめ事が起こるたびに、その解決のために頻繁に駆り出されました。彼の周囲を包み込むような巨大なエネルギーが、渋沢さんのいうことであれば聞こうという気に人々をさせ、和解の方向に向かわせるからでしょう。彼の葬儀には、彼に恩義を感じた何万人という人が押し寄せたといわれていますが、それも彼の視床下部がいかに周囲の多くの人の魂と共振していたかという証左になるかと思います。

6　与えられた脳を使い切る

渋沢は、上記のように農民出身でありながら武士になり、野に下ってからは会社と慈善事業を数多く立ち上げ、人間業とは思えないような実績を残しました。年を取れば取るほど脳が冴え渡り、その脳を使い切ったといっても過言ではありません。現代の日本では、高齢になると認知症になる人が増えていますが、まさしく真逆の方向に彼は行ったわけです。渋沢翁を見ていると、日本精神こそがまさに認知症予防の最適解であるということが自明の真実のように私は感じます。

認知症予防には食と身体が重要であると述べましたが、その根底にあるのは日本精神に代表される良い脳の使い方であることは疑いようのない事実です。新自由主義のような弱肉強食の左脳主体の原理で世界を席巻した米国のレーガン元大統領や英国のサッチャー元首相が晩年認知症になったことを鑑みると、私はそれが真実であることを暗示しているように思えて仕方ありません。逆に言うと、我々がかつての日本精神に還れば認知症は避けられるわけですから、戻る所のある日本人は本当に幸せな民族だと私は感じています。

ここまで認知症を予防するための生活習慣について述べてきましたが、外国にも同様の報告があります。ジョンJ・レイティ氏が『脳を鍛えるには運動しかない！』の中で、認知症予防のための生活習慣を以下のように提唱しています。

1　運動で心血管系を強くする
2　燃料を調整する（高血糖を防ぐ）
3　肥満を防ぐ
4　ストレスに対する閾値《しきいち》を上げる（ストレスに強くなる）。
5　気分を明るくする
6　免疫系を強化する
7　骨を強くする
8　意欲を高める（生き生きとした生活を送る）
9　ニューロンの可塑性を高める（加齢による脳へのダメージに強い脳をつくる）

私がこの本で述べてきたことと、ほぼ一致する意見かと思います。
では、次に認知症の発症に関わる、目に見える情報と見えない情報について考察していきましょう。

まずは目に見える情報として、**遺伝子**に関することに触れたいと思います。これまでの研究によって認知症を招く可能性の高い遺伝子がいくつか同定されており、その中で**アポリポ蛋白質（アポ）E4変異体**は、**アルツハイマー病**にかかわる代表的な遺伝子になります。

ただし、アルツハイマー病の40％がこの遺伝子をもっているといわれていますが、実は全人口の30％はこの遺伝子をもっているとのことで、発病に関しての影響はさほど大きくなく、むしろこれまで述べてきたとおり、食、身体、脳の使い方が発病に大きく関係しており、これらのライフスタイルがアルツハイマー病の遺伝子のスイッチを入れるか否かの鍵を握っていると思われます。

脳の使い方が関係していることを示す根拠の一例として、アルツハイマー病は学歴と関係しているといわれており、高校卒業後の教育機関の在籍年数が1年増えるごとに17％発症が減るとの報告もあります。

米国においてアルツハイマー病の発症要因を疫学的に研究した「**ナン・スタディ**」という有名な研究があります。これは、678人の修道女の協力を得て長期にわたって行われた研究で、彼女たちが若い頃に書いていた文章、学歴など各個人、一人ひとりに関する詳細なデータと、その死後に解剖して得られた脳の病理学的所見を確認し、さらに遺伝子を調べてそれらがどの程度アルツハイマー病の発症に関わっているかを調査したものです。この研究は、同じ系列の修道院に所属する修道女を対象にしているので、食事などの環境要因がほぼ全員同じであり、そのため正確な疫学的データを提供することが可能になります。

結果、得られたデータは非常に興味深いものでした。左脳的な知的な面、学歴の高さや語彙（二十歳くらいの修練女のときに書いた自伝を解析する）の豊富さ、右脳的な情緒面、つまり前向きな言葉を自伝の中でどれくらい使っているかといったことが発症と大いに関連していることが明らかになったのです。しかし、ここまでは予想の範囲内ですが、驚いたことに、遺伝的にもアルツハイマーを発症する可能性が高く、病理学的に明らかにアルツハイマー病であるにも関わらず、長生きした上にアルツハイマー病が発症しなかったという例が出てきたことでした。例えば、104歳で天に召されたシスター・メリーは、死ぬまでアルツハイマー病の症状がありませんでしたが、脳を死後解剖したところ、重さが870gしかなく強度の委縮があり、また病理学的にもアルツハイマー病を示唆していました。つまり、目に見える世界、病理学的所見や遺伝子と、アルツハイマー病の発症は必ずしも一致しないという事です。「ナン・スタディ」の筆者は、このような目に見えるものだけを対象にした科学的解析だけでは、説明しきれないと考えています。

そこで、彼はその理由として2つの推論を掲げました。ひとつは、シスターたちが抱いている深い精神性、つまり前向きな人生観、信仰心、それを支える祈りと黙想がストレスに対して強い脳にしているのではないかということです。もうひとつは、コミュニティの力です。彼女たちのコミュニティは支え合いと愛情にあふれており、それが個々の安心感につながっています。実際、彼女たちはアメリカの一般女性に比べて、65歳以上の各年齢で死亡率が25％も低いというデータがあります。

これは、今まで述べてきた、右脳・視床下部の波動・エネルギーを上げることが認知症予防に非常に重要であるということに一致します。洋の東西を問わず、アルツハイマー病を含めた認知症の予防に変わりはないということになります。これは、予防だけでなくすでに認知症になった人にも当てはまります。

オーストラリア在住のケイト・スワファーという若年性認知症の診断を受けた女性が、認知症の体験者としての社会に対する要望を『認知症を乗り越えて生きる』という本に書いています。認知症の方が本を書くということ自体、現実にはほとんどできないので、そのような人が認知症の置かれた現状と改善点を自ら述べることは非常に貴重で素晴らしいことだと思います。その中で彼女が繰り返し主張しているのは、周囲の人は認知症の人がどのような気持ちで日々の生活を送っているのかを理解して、愛情をもってできるだけ認知症の進行を遅らせることに協力してほしいということです。通常、認知症と診断された時点で本人も周囲の人も治療法がないとあきらめ、ただ死を待つのみという希望のない状況に追い込まれます。しかし実際は、支援を受けながら自宅や仕事で今まで通りの生活を送ることで、認知症の進行を遅らせることができます。そのためには周囲の人が、認知症の人を、ひとりの人間として愛情をもって接せられるかどうかにかかります。

例えば、認知症で口をきけないといわれていた人が、愛情を持って根気よく接する人に対してはきちんと会話ができるといった例があり、周囲の人が愛情を持って対応しているかどうかの問題が実は大きいのです。それを、対応する時間がないなどの理由で向精神薬を投与したり、はては拘束をするようなことは絶対してほしくないと彼女は訴えています。認知症の方が起こす問題行動は、痛みや不味い食事への不満、退屈を表現できないからそうしているのであり、原因を取り除けば改善する問題なのです。医学的な対応よりも、安らぎや愛情のある環境をいかにつくるかが、認知症の進行を遅らせる鍵であると彼女は主張しています。これは、先ほどの「ナン・スタディ」にもあったように、認知症の悪化を遅らせるのに、目に見えない精神的な世界が重要であることを意味しています。そして彼女は、認知症の治療方針を決める学会などの団体に認知症の人を加えるべきだとして国際認知症同盟に加わり、上記のような意見で社会が変わっていくように啓蒙しているところです。

認知症の予防、治療に、愛情や安心感といった視覚では捉えられない波動的な世界、脳からいうと右脳・視床下部主体の世界が大事であるという事が様々な事例からわかってきたということは既に述べました。次は我々一人ひとりがそのことを心して生きていくべきときが来たのだと言えるでしょう。
日本で認知症が年を追うごとに増えているのは、社会が認知症を増やすような構造になっている、つまり愛情や安心感がない社会になっていることが、おそらくその最大の原因だと思われます。これからは認知症の本質的な原因を取り除くための様々な集団を作ることが、社会に課せられた最も重要な課題になっていくと私は確信しています。

（文献）
Clement JP et al. Personality and risk of dementia. Psychol Neuropsychiatr Vieil 8, 243-54, 2010. Wang HX et al. Personality and lifestyle in relation to dementia incidence. Neurology 72, 253-9, 2009. Wilson RS et al. Conscientiousness and the incidence of Alzheimer disease and mild cognitive impairment. Arch Gen Psychiatry 64, 1204-12, 2007.
『１００歳の美しい脳』デビッド・スノウドン著　ＤＨＣ
『日本人に隠された真実の台湾史』李久惟著　ヒカルランド
『台湾人と日本精神』蔡焜燦著　日本教文社
『脳を鍛えるには運動しかない』ジョンＪ・レイティ著　ＮＨＫ出版
『認知症を乗り越えて生きる』ケイト・スワファー著　クリエイツかもがわ

第四章　発達障害の原因と改善法

●発達障害の急増

日本では、高齢者の認知症と並んで発達障害児が右肩上がりに増加しています。（図1）に文部科学省が発表した、平成29（２０１７）年度までの、年度別に特別支援学級に通う児童生徒数を示します。これを見て一目瞭然にわかるとおり、注意欠陥多動性障害、学習障害、自閉症などの発達障害児が年を追うごとに急速に増加していることがわかります。私の知人で発達障害児問題に取り組んでいる市議会議員に聞いても、発達障害児の増加が急速過ぎて校舎の建設が追いつかないとのことで、現在の日本社会を揺るがす大きな問題となっていることは間違いありません。

これまで論述してきた認知症に比べても、発達障害児はその後何十年と生きていかねばならないことを思うと、社会にとってより重大な問題と言わざるをえません。しかし、第一章で述べたとおり、投薬は発達障害を治すものではなく、長期的に見るとむしろ害を及ぼす可能性のほうが高いといっても過言ではありません。また、事例に挙げたように両親が年を取って発達障害児の面倒を見ることができなくなったその先には悲惨な末路が待っていることを考えると暗澹たる気持ちにならざるをえません。まだ子どものうちに、薬を使わずに、社会で自立でき、幸せに生きる方向になんとか導いてやる必要があります。

　そのようなことは本当に可能なのかという疑問に対して、私は、長年にわたる取材経験から間違いなく、薬を使わずに発達障害を改善する方法があると確信するにいたりました。この章では、そのための活動をしている団体や治療法をご紹介し、なぜ彼らの治療法で改善するのかを述べたいと思います。

（図１）

特別支援教育の現状 ～通級による指導の現状（平成 29 年 5 月 1 日現在）～

通教による指導を受けている児童生徒数の推移

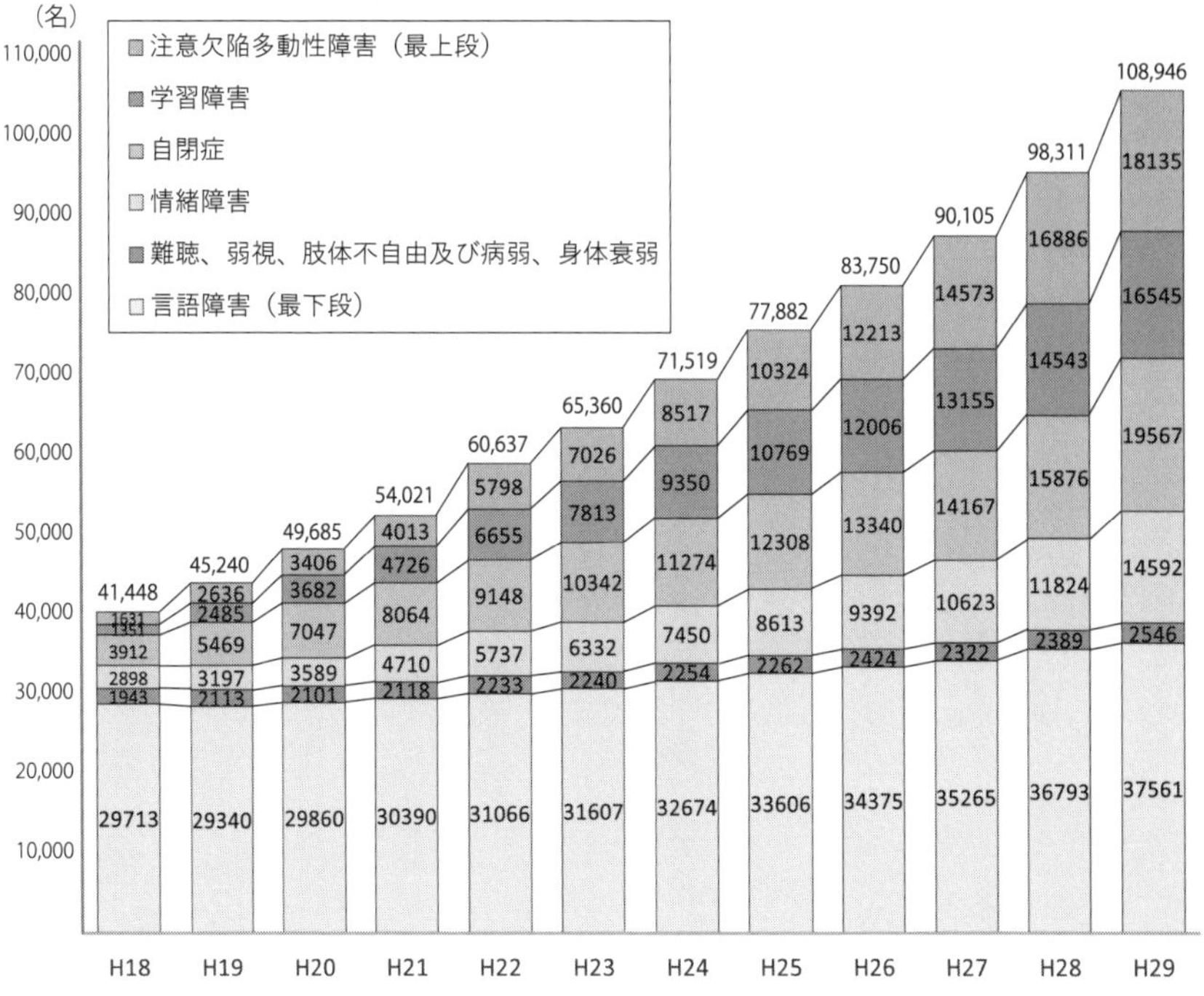

※文部科学省 HP より引用転載

●エジソン・アインシュタインスクール協会に見る成功事例

鈴木昭平先生は１９８８年から幼児教育に関わって、２００９年にエジソン・アインシュタインスクール協会を立ち上げ、数多くの発達障害児を改善させてきた実績をお持ちです。発達障害児がこのまま増え続けるといずれ日本が亡びるのではという危機感を持った彼は、七田式右脳教育をベースにして、彼独自の方法を確立し、多くの発達障害児の改善例を書籍化、あるいは講演等で発表しています。その中から一つの例として、2歳のときに発達障害と診断され、同協会の指導により改善した谷川清治くん（仮名）の母親の手記の一部をご紹介します。

「2歳のときの清治は、ＩＱが判定不能でした。息子の発達障害に気づいたのは1歳8ヵ月の頃です。その頃は言葉も単語も出ていませんでしたが、掃除機を見て突然、斜めに見るようになったのがおかしいと気づいたのがきっかけです。生後9ヵ月から歩き始めたとき、すでに多動の気配もありました。それでも掛かりつけの小児科医からは、多動ではないと言われていましたし、発達障害と診断するにはまだ早いと言われました。

それでも不安で、療育センターに電話をしたのですが、診察は半年待ちと言われて、不安がふくらむ一方でした。

4ヵ月後にようやく専門の先生に診察してもらい、5秒で自閉症スペクトラムと診断されました。」


その後、彼女の母が鈴木先生の本を買ってきたので、夫、子どもと一緒に鈴木先生の面談を受けました。**フラッシュカード**（絵や文字を書いたカードを高速でみせる方法）をやった後に、カードで指差しをやったとき、先生に「どっち？」と聞かれて息子が、すぐに正解を指で指したことに彼女はとても驚きました。


「言葉が出ていなくても、ちゃんとものはわかって認識しているんだな。何もわからないわけではないんだな。ということが、いちばんの驚きだったのです。帰宅して面談で指導されたことをやってみたら、本当に短期間に、別人のように変わってしまったのです！

なんと、たった2日で、夜はなかなか寝ない子だったのですが、ぐっすりとよく眠るようになりましたし、私が言っていることも結構わかってくれる気がしました。

フラッシュカードもやり始めて2週間で、びっくりするぐらい言葉が出ておしゃべりができるようになりました。さらに1ヵ月経つ頃には、別人になりました。後でセミナーを

受けたとき、

「息子は脳が安静になっていないから眠れなかったんだ」

と気づきました。

また、食事改善の効果もあったようです。息子は牛乳や小麦が好きでしたが、アレルギー検査を受けたところ、これらに異常に反応していたんです。他にネギと卵黄にも反応が出ました。これらを全て除去したところ、それまでたまに奇声を発していたのが、ピタッとなくなりました。保育園では毎日牛乳を飲んでいましたし、麺類やパンも食べていましたが、摂るのをやめたところ、口の周りが荒れたり、発疹ができたりしやすかったのが一切無くなりました。

そして、知能テストでも大きな伸びを見せました。最初にうけたのは2歳3ヵ月で、この時のＩＱは 60以下でした。スズキ式家庭教育（エジソン・アインシュタインスクール協会指導の下での家庭教育）を始めて1年後、ＩＱは１０９になり、5歳で１２７になりました。ひらがなとカタカナは完璧に、そして漢字も読め、英語もしゃべれることができるようになりました。足し算、掛け算もけっこうできるようになりました。同い年の子どもに比べて、ずいぶん勉強が進んでいるところまで改善し、4月からは、小学校の普通級に進学が決まりました。

今、困っている親御さんには、とにかく早く改善を始めることをお勧めしたいです。何をしたら良いかも全く分からないとは思いますが、すぐに行動してほしいです。

EEメソッド（エジソン・アインシュタインスクール協会の指導する家庭教育）の相談センターのアドバイスで印象的だったのは、

「あなたのお子さんはできています。それを認めてあげていないだけです」

と言われたことです。電話口ですみませんと言いながら、泣きました。子どもはちゃんとできていたのに、私が求めすぎていただけだったことに気づいたんです。この言葉は頭の隅にいつも置いておくようにしています。

また、「お母さんは優しいだけではいけません。子どもはどんどん賢くなっていくので、親も賢く子どもに接しないといけません。3歳になったら、叱るときはきちんと叱ってください」

という助言もありました。子どもは成長するのですね。子どもに見下されないように、親も成長しなければいけないと、痛感しています。」

（『発達障害を改善するメカニズムがわかった！』鈴木昭平・篠浦伸禎著p39-43）

発達障害の専門医（医者、心理学者、教育者）のほぼ全員が、異口同音に発達障害は遺伝なので治らないと言います。それで親があきらめて、子どもを支援学級に任せるケースがほとんどではないでしょうか。上記の例のように、鈴木先生の指導の下、家庭で熱心に取り組めば、発達障害が改善して普通級に行く例が数多くあるのです。

◎スズキ式家庭教育とは

鈴木先生は、家庭教育による発達障害の改善に関して、これまでに5000を越える家族に対して指導してきました。そうやって経験を重ねる中でわかった改善効果を高める家庭教育の方法を、以下の10の項目にまとめています。

(1)「発達障害は改善する」ことを信じて絶対に諦めてはいけない

子どもは当然、心身ともに未熟な存在です。未熟であるということは、可能性が無限大にある一方、未熟な子どもが、自分から発達障害の改善のための取り組むことは絶対にありえません。そのため、大人である親、特にお母さんが、自ら家庭教育を行なうことで、発達障害の改善に取り組んであげるしかないのです。親は子どもにとって最後の砦なので、絶対に、発達障害は改善しないなどと白旗を上げて降参してはなりません。親が改善を諦めたら、その瞬間に、子どもの輝かしい未来はおしまいになります。

医者、教育者、心理学者は、発達障害は遺伝だから治らないと必ず言いますが、それを真に受けて諦めてはいけません。なぜなら、多くの改善例がエジソン・アインシュタイン協会にはあるからです。わが子の潜在能力を信じて、工夫して取り組めば取り組んだ分だけ、必ず改善します。スズキ式家庭教育で効率良く改善を進めていけば、更に早く改善します。

(2) 早期発見と早期指導こそ最善の改善策である

幼児期の脳は、使えば使うほど優秀な脳に成熟していくため、子どもの未来にとっては、6歳からの義務教育よりも、乳幼児期の家庭教育の方が、決定的に重要になります。そのため、わが子の発達に異常があると少しでも感じたら、すぐに改善に取り組み始めることが重要です。子どもの脳は、年齢が上がるほど使い方が固定されてしまうので、できるだけ早く発達障害改善の取り組みを始めるほど、改善スピードは早くなります。

そのためには、後で述べるエジソン・アインシュタインメソッドの「成長発達サポート表」に基づいて、子どもの基礎能力を伸ばす取り組みを、すぐにでも始めたほうがいいでしょう。「もうちょっとで、できるようになりそう」という項目を見つけて、その中でもお母さんが取り組みやすい項目から、ピンポイントでサポートを始めます。データを取ることによって、わが子の発達状態や問題を「見える化」し、そのデータに基づいて子どもに働きかけます。そうすれば、わが子の発達が、手に取るようにわかります。

1歳半健診で、発達に軽い異常がわかった場合、通常「様子を見ましょう」と医者からアドバイスされます。「様子を見ましょう」と言われ、なすすべもなく困惑している間に、貴重な時間がムダに過ぎていきます。その間に、子どもの脳は成長し、障害が固定化していきます。時間が過ぎれば過ぎるほど、発達障害が改善する可能性がどんどん消えていってしまいます。早くスタートするに越したことはないのです。

(3) 子どもの特性を見つけて大きく伸ばす

発達障害を短期間に改善するには、わが子を徹底的に研究しましょう。そのためのツールが、後で述べる「成長発達サポート表」です。この表をつける適任者は、わが子にいちばん接している親、特にお母さんです。成長発達サポート表でのチェックをしながらわが子と向き合うと、その瞬間から、わが子に対する理解が深まり、改善が促進されます。子どもへの働きかけで効果があったかどうかは、この表にはっきりと現われます。

成長発達サポート表は、必ず見えるところに貼り、△の項目を常に意識します（○の判断基準は達成率80％が目安です。１００％ではなく、80％できていれば○を付けます。80％以下でも50％以上はできていると思ったら△を付けます。△は、もう少しで達成できる発達目標です。×は付けません。×を付けないのは、目の前の子どもがどんな状態であっても１００％伸びる可能性を秘めていると考えるためです）。△は、子どもに芽生えた発達の可能性を表していますが、それは今取り組むべき課題になります。△を意識することで、驚くほど効率的に改善が進んでいきますが、それと同時に、漠然と感じていたお母さんのストレスも軽減されます。壁などに貼ったら、毎回同じ人が、定期的にチェックを行なってください。それによって、毎回正しくデータが取れるようになります（成長発達サポート表がアプリになったので、今は携帯で簡単にチェックできるようなりました）。

エジソン・アインシュタインメソッドの成長発達サポート表に取り組むときは、△印の項目の中で、親が取り組みやすい項目から取り組むことで、改善のスピードが上がります。なかなか△がつかない項目にぶつかったときには、わが子が取り組みやすいように工夫しなければなりません。大きな壁を小さな壁に変えて、課題の難易度のハードルを下げるのです。どんなに大きな課題でも、複数の小さな課題に分解することができます。階段を一段ずつ登るように乗り越えることで、課題をクリアーすることが肝要です。

(4) 親が変わることで子どもは変わる

エジソン・アインシュタインスクール協会は、発達障害を、障害ではなく、ひとつの発達特性と考えています。実は、発達障害児の行動をよく観察すると、ある一つの特徴が見えてきます。それは、感覚が非常に敏感だということです。それを理性で制御できていないだけなので、精神が不安定になりやすく、混乱しやすいのです。

感覚が敏感だということは、言い換えると、脳の一部が過剰に発達しているということでもあります。その特性を褒めてあげて伸ばせば、天才の域に達することもできます。ただし、特性を伸ばして社会で活躍するためには、社会的自立が必須条件となります。そのためには、基礎能力（0〜6歳までに身に付けるべき能力）を伸ばし、我慢と自信を養うことが必要です。

そのためには、親が子どもの天才性を信じることです。親が信じてあげなければ、子どもは変われません。幼児期は、親が親になるための修行期間です。親が、自分の課題を一つひとつクリアしていけば、子どもが必ず成長していくと信じて、覚悟を決めて子どもに接することが極めて大事です。その覚悟は、必ず子どもをいい方向に導きます。

では、親がクリアしなければいけない課題は何でしょうか。それは、親自身が感情をコントロールして子どもと接すること、そして子どもに負けないくらい親もパワーアップすることです。感性が敏感な子どもは、親の表情に表れた感情にも、敏感に反応します。そのため、親御さん、特にお母さんが「天才の卵を育てているんだ！」とどんな時でも明るい表情で子どもに接していれば、子どもにもポジティブな感情が生まれてきます。子どもと接するときは、必ず口角を上げましょう。また、日頃から目線を上に向けるように心がけることも大切です。目線が上がれば、気持ちもポジティブになります。辛いこと、悔しいこと、腹が立つことがあったときは、鏡の前で口角を上げて笑顔を作り、過去のことは過去のことと、切り替えて子どもに接しましょう。

両親の関係も子どもには大きな影響を与えます。子どもの前では絶対にお互いを非難してはいけません。特に敏感な子どもにとっては、両親の諍《いさか》いは過剰なストレスになります。

(5) 6歳までは母親中心主義の子育てがいい

エジソン・アインシュタインメソッドの特徴の一つは、お母さん中心主義です。その理由は、0歳から10歳までは、特に母親との関係が子どもの成長に影響するからです。

子どもは、約10ヵ月は母親の胎内で育てられ、出生後の約1年間は母乳で育ちます。生を受けてからの約2年間は、ほぼ母親に依存して育ちます。その間は母親と同じリズムで生活します。ですから、母親と子どもは、お互いに共振&共鳴しやすい「音叉の関係」、「送受信機の関係」になっています。

一方、父親の場合は、意識的に子どもと周波数を合わせなければ、なかなか通じ合うことができません。そのため、お父さんの仕事は、お母さんを支えることです。発達障害の改善においても、お父さんとお母さん二人の協力関係が強化されると、子どもの改善スピードは必ず倍化されます。

改善の取り組みをするときにもっともいいのは、お母さん中心主義です。子どもではありません。子ども中心で行うと、子どもの気持ちを図り切れずに迷ってしまい、早晩停滞します。お母さんは、自分の心に尋ねながら、自分を信じて子どもと向き合うことがいちばん大切です。

(6)プラスマインド(可能性志向)に徹する

発達障害児の可能性を徹底的に信じて働きかけを続けると覚悟を決めて、笑顔でエジソン・アインシュタインメソッドに取り組めば、必ずや改善に向かうでしょう。もちろん、改善スピードには違いがあります。では、どうしたら改善スピードを上げることができるでしょうか。その一つが楽しく学習することです。子どもが楽しい気分になると、セロトニンなどの神経伝達物質が脳内で増え、学習効果が促進され、改善スピードがアップします。

では、子どもが楽しく学習するには何が必要でしょう。それはお菓子でも、おもちゃでもなく、信頼している人からの笑顔と褒め言葉です。幼い子どもにとって信頼している人とは親です。特に乳幼児期であれば、お母さんです。お母さんが笑顔で褒めて育てる効果は絶大です。特に敏感過ぎる子どもには、絶対に怒ってはいけません。怒るということは、親の感情処理を子どもにぶつけることです。怒られると、子どもは柔らかい心に深い傷を受け、それがトラウマになって人格を歪めてしまいます。

エジソン・アインシュタインメソッドでは、成長発達サポート表の△印の項目の中で、やりやすい項目から取り組み、少しでもできたら「**気絶するほど褒める**」と指導しています。子どもの可能性を信じ、プラスマインドで子どもを気絶するほど褒め、わが子を大きく伸ばす「親ばか」がいいのです。

また、「暗示効果」を利用します。子どもの脳にストレスを与えることなく、子どもの自己イメージをレベルアップできるのが、暗示効果です。お母さんが子どもに対して毎日話しかける言葉は、暗示効果をもたらします。プラスの言葉を語りかければポジティブな自己イメージが出来上がりますし、マイナスの言葉であればネガティブな自己イメージが出来上がってしまいます。例えば、我慢ができないところがあったとしても、「○○ちゃんは、我慢のできる子だね」と話しかければ、子ども自身に我慢ができる自分のセルフイメージが出来上がります。とくに敏感な子どもは、親の感情も敏感に察知しますから、語りかけるときにはプラスの感情を込めて話しかけると、さらに暗示効果が高まります。

暗示効果は、子どもの脳の血流がいいときに話しかけるとさらに高まります。そのために特にお勧めするのが、「バスタイム10分間学習法」です。入浴中には血流がよくリラックスしている状態なので、暗示効果は高まります。例えば、お風呂に入って1～2分すると、脳の血流が上がりますから、そのタイミングで、左の耳に笑顔で「楽しく我慢できます」と囁いてください。短期間で効果が表われてきます。

言葉だけでの暗示効果が低いときは、フラッシュカードを用いると良いでしょう。例えば、「手を洗う」という言葉を聞いてもピンとこない子どもに、手を洗っている子どものイラストや写真などのカードを見せるのです。すぐに理解できるようになります。

そして、基礎能力の90％に達したら、今度は叱ることも必要になります。ただし、「怒る」と「叱る」は別物です。叱るとは、決して怒鳴ることではありません。怒鳴るのは、恐怖によるコントロールにすぎません。叱るというのは、「やってはいけないこと」を子どもに教える行為です。「やってはいけないこと」の原則は次の4つです。

①わがまま
②いじわる
③うそ
④欲張り

これらを教えるときには、叱ることも必要です。ただし、感情的に叱るのではなく「わがままをやってはいけないよ」と、小声で囁いて意識させるのです。繰り返していると、「こういうことがわがままなのだな！」と、自分で理解できるようになります。そうすると、子どもの行動はすぐに変わります。

（7）8割主義がいい

スズキ式家庭教育では、絶対に100％、つまり完璧を、親にも子どもにも求めません。

8割主義がいいのです。そのほうが現実的ですし、取り組みの持続性が高まって、結局は完璧を求めるよりも良い結果になります。

例えば、何らかの食べ物にアレルギーがある子どもの場合、どのような食事の機会にも100％除去を求めたら、今の日本の社会では生き辛くなります。あまりの面倒さに、挫折しやすくなります。それでは、せっかく取り組んだ時間と努力も無駄になってしまいます。

継続は力なのです。一時的な完璧主義で挫折するくらいなら、2割ほど手を抜いても、努力を継続した方が、よほど良い結果になります。まずは、できるところから始めましょう。昨日より今日、今日より明日と、少しずつでも改善スピードが加速できれば、やがて相当なスピード域に入っていきます。

（8）一人で悩まず、他人の知恵を活用する

エジソン・アインシュタインスクール協会は、これまでの9年間で5000組以上の家族を対象に、発達障害の改善指導の実績を積み重ね、多くの改善実績を実現してきました。びっくりするほど劇的な改善事例の数々は、会報誌や著書やインターネットを通じて公表してきた通りです。医者が治す方法をみつけられない現状では、エジソン・アインシュタインスクール協会のノウハウを学んで、お子さんの改善に活用することが、発達障害児改

善のために取るべき道です。

（9）脳の体質を改善する

後で述べますが、発達障害の原因は、脳のトラブルにあります。これが、発達障害を改善するための重要な視点です。まず、脳を動かしているのは血液になります。血液の質が低下してしまったら、脳の機能を適正に保つことは難しく、ましてや改善となると困難と言わざるを得ません。そのため、脳のトラブルを改善するためには、何より血液の質を向上させることが必要なのです。さらには、どんなに良い血液でも、脳の細胞へ届かなければ意味がありません。そのため、次に大切なことは、血液の流れ、すなわち血流を良くすることです。

スズキ式家庭教育の特色の一つは、脳そのものの体質を改善するために、血液の質と血流の改善に着目した点です。スズキ式家庭教育を開始すると、その日から脳の体質改善に取り組むことになります。脳の体質改善の具体的なポイントは、食事、睡眠、お母さんの笑顔の3つです。

発達障害児は、五感がとても敏感になっています。このように敏感過ぎる子どもに、過剰なストレスを与えるとパニックになってしまいます。もちろん、その子の許容レベル内のストレスであれば問題はないのですが、少しでも許容レベルを超えると、異常行動が始まります。すると脳が興奮し、精神が不安定になります。騒いだり、目が合わなくなったり、大泣きしたり、奇声を発したり、睡眠障害を起こしたり、多動になったりと、発達障害に多く見られる問題行動は、許容レベルを超えたストレスのせいなのです。

ですから、敏感すぎる子どもの前で、親が怒ったり、怒鳴ったり、悔やんだり、悲しんだり、悩んではいけません。敏感な子どもは、親、とくに母親のマイナス感情からのストレスを強く感じて興奮してしまい、学習できません。逆に、お母さんが笑顔になると、子どもは楽しさを感じます。そうすると、前に述べたセロトニン等が増え、記憶を定着させるなど、学習の効果を高める働きをします。このような脳の状態で学習すれば、短時間で学習効果を上げることができます。

そして、食事が人の体を作り、脳にも影響を与えるため、**良質な食事**をとる必要があります。良質な食事の条件とは、体に害を与えないことと、体に有益であることの2つです。体に害を与えるものを除き、体に良い影響を与えるものを食べることが大切なのです。どちらかだけでは、効果は半減してしまいます。例えば、アレルギーの原因物質（アレルゲン）や、有害物質（有害な細菌、自然の動植物が持つ毒、化学物質など）は体に害を与えます。こうしたものを取り除くことが良質な食事につながるのです。エジソン・アインシュタインスクール協会を訪れるお子さんたちの多くが、アレルゲンに反応しています。そのため、牛乳、小麦粉、過剰な砂糖をやめただけで、驚くほど改善したという事例も多々見られるのです。

子どもの食事への反応を確認するには、まず牛乳や小麦粉のアレルギーを疑ってみてください。正確な情報を得るにはアレルギー検査が必要ですが、手始めに牛乳と小麦粉を1ヵ月ほどやめてみるだけでも、子どもがこれらの食品に反応しているのかどうかを把握できます。脳の機能を高めるような栄養は、体に有益な食事です。スズキ式家庭教育では、日本の伝統食を勧めています。

また、人は人生の約3分の1を睡眠に費やすといわれています。睡眠は、それだけ重要な役割を持っているのです。睡眠は、脳や内臓などの体の器官を休めるとともに、修復作業を行ない、消化を促進し、体の免疫機能を高めます。そのため、どんなに良質の食事を摂っても、十分な睡眠をとらなければ、体内に入った栄養はいい働きをしてくれません。ところが、敏感な子どもは、寝つきが悪かったり睡眠が浅かったりして、なかなかぐっすりと眠っていないことが多いのです。これは、体に有害な食品を摂っていることや、血流が悪いこと、ストレスが多いことも原因になっています。お母さんの笑顔を増やし、良質な食事を摂り、お風呂やマッサージなどで血流を良くしてあげると、次第に睡眠状態が変わってくるはずです。熟睡できるようになると、脳の状態もどんどん改善し、体も丈夫になっていきますから、これまでできなかったことも、どんどんできるようになっていきます。

(10) 子どもの周波数に合わせてアプローチする

人間のコミュニケーションは、送信機と受信機の関係です。テレビの場合と同じように、放送局から電波が正しく送られても、周波数が合わなければ受像機に映像は映りませんし、音声も届きません。そのため、発達障害のある敏感な子どもの脳に情報を伝えるには、その子の脳の周波数に合わせて伝える必要があります。

発達障害のような感覚過敏な子どもに対する正しい周波数、スピードは、超高速で視覚と聴覚に働きかけることです。鈴木先生はこれを「超高速楽習法」と呼んでいますが、実際には、超高速でフラッシュカードをめくりながら、早口でそのカードを読み上げます。するど、これまで何をやっても目が泳いでいたような子どもが、カードに集中します。内容も全て目で確認し聴き取れていますし、ちゃんと記憶しています。ですからあとでカードを1枚取り出して「これは何？」と聞くと、正しく答えることができます。

なお、超高速楽習法の内容は、義務教育レベルを網羅しているので、高校受験に対応することも可能です。義務教育レベルの内容を、実際の年齢よりも早く覚えてしまう子どもも珍しくありません。授業内容を先取りするので、子どもにとっては、安心して学校の授業に臨める準備ができるという効果もあります。

◎成長発達サポート表を使って子どもに働きかける（0～6歳）

スズキ式家庭教育では、オリジナルの発達検査表「成長発達サポート表」（以下、サポート表）を作っています。これは、前に述べたように携帯のアプリでも利用可能になりました。これは、親自身が家庭で子どもの様子を見ながら、子どもの基礎能力の発達度合いを客観的に確認するためのものです。

「サポート表」は、発達障害の有無にかかわらず、6歳（月齢72ヵ月）までの成長バロメーターとなる576の項目を、「社会面」「言語面」「知覚面」「身体面」の四つの分野に分類しています。これらは、学校教育が始まる前の6歳くらいまでに育てておくべき、基礎能力項目です。

この表の目的は、親が子どもの現状を正しく把握し、子どもの発達状態に合った働きかけをサポートします。また、この表は、早期教育開始時期の目安にもなります。子どもが何歳であっても、この表の全項目のうち9割に○がついていれば、教育を受けるために必要な土台ができていると考えていいからです。

このサポート表には「○」印と「△」印をつける欄が設けられています。「まだ完璧にはできないけれど、もう少しでできそう」という状態を表すのが△です。△状態の子どもは、体や脳の中で、薄紙を重ねていくように成長を続けています。そのため、△がついた状態は、子どもの成長の兆しなのです。まだ○ではないけれど、もう少し伸びれば○になる。その状態を把握することによって、お母さんも安心して改善に取り組むことができます。

この表を使うと、親の感覚や抽象的な判断ではなく、子どもの発達の度合いを理解できるので、親が漠然と感じていた不安が軽減します。さらに、具体的な個々の項目を見ていると子どもの今の課題が見えてくるので、手探りで改善策を模索することがなくなり、非常に効率的に家庭教育を行なうことができます。

サポート表を使って子どもを伸ばすために、もっとも大切なのは褒めることです。△や○がついたら、何度も褒めましょう。それが子どもの心に浸透し、自信となって行動に現われるようになります。それが、次の成長につながります。とくに、今までできなかったことができそうな気配が少しでも見えたら「前に比べてこんなことができるようになったね！　すごいね！」と褒めることがコツです。

毎日積み重ねていると、子どもが自立していくための基礎能力が着実に伸びていきます。空欄に△がつき、さらに△が○になる項目が増えていくと、子どもの成長に希望が湧いてきます。親も、子どもの可能性と向き合おうと思えるようになります。

サポート表を使い始めたことによって、

「これまではわが子ができないことばかりに頭を悩ましていたのに、見え方がガラリと変わって、できることや優れていることに気づいた！」「親の意識次第で子どもの見え方がまったく変わることにも気づいた！」

という親御さんの声を鈴木先生はよく聞くようです。親は、「わが子にはこうであってほしい」という自らの欲を持ってしまいがちです。そのフィルターを外して、わが子のことを客観的に捉えることができるようになって初めて、わが子に備わっている素晴らしい能力に気付けるのです。

サポート表を使うと、毎日の成長を確かめられるので、わが子にも「自ら育つ力」が備わっていることに気付けるはずです。サポート表には、親の意識改革を促す働きもあるのです。

子どもの自立のために必要な基礎能力――我慢と自信、思いやり、知恵、勇気は、サポート表の各項目に示されています。

例えば社会面には、

「「待ってね」と言うと、きちんと待つことができる」

という項目があります。これは、我慢がどの程度まで発達しているかを把握する目安になります。また、

「お友達をなぐさめたり励ましたりできる」

という項目は、思いやりの芽がどの程度まで育っているのかという目安になります。同時に、「我慢」や「不安を抑える＝自信を持つ」「勇気を持つ」なども子どもの成長に必要です。それらに関する項目もありますから、それを目安に働きかけると、自己コントロールができるようになっていきます。

基礎能力の到達度が80％以上であれば、小学校では普通級への進学が見込まれます。サポート表はそのための大まかな目安にもなります。

成長発達サポート表は、子どもが将来、社会で自立して生きていくための基礎能力を身に付けるためのものです。子どもが本格的に社会生活を送る第一段階は小学校での学校生活でしょう。そこで毎日元気で過ごしていくために必要な、社会面、知覚面、身体面、言語面の基礎能力を就学時までに身につけることをサポートします。それは、さらにその先の人生で生き抜くための人間力の基礎を作ることにもなります。

鈴木先生は、発達障害に関して、子どもの脳にトラブルが起きているために、社会生活を送る基盤となる「基礎能力」「我慢」「自信」の三つがうまく育まれず、足りていない状態と捉えています。脳のトラブルを解消し、「基礎能力」「我慢」「自信」を育んでいけば、発達障害は必ず改善していきます。

子どもが将来、幸せな人生を歩むには、「思いやり」「勇気」「知恵」を持つことも必要です。「思いやり」は、人を幸せにする力です。思いやりを小さいうちに意識させて身につけさせれば、本人も周囲の人も幸せになります。加えて、勇気と知恵があれば、社会で活躍できる人になります。

子どもが家庭教育において、このような能力を身に付け、自立の基礎を作るには、２つのステップがあります。

①ファーストステップ＝6歳以下

社会化するための「基礎能力づくり」と、「自信」と「我慢」を身につけさせるステップになります。

②セカンドステップ＝遅くても10歳まで

「基礎能力」、「自信」、「我慢」が身に付いたら。「思いやり」と「勇気」と「知恵」をつけるステップになります。

この二つのステップは、段階を踏まなければ、子どもの脳はうまく作られていきません。まずはファーストステップにしっかりと取り組み、必要なことが身についたと確認できたら、セカンドステップに切り替えます。「サポート表」での目安は、全項目の90％が達成できたあたりです。

ファーストステップについて述べます。基礎能力についてはすでに説明しましたので、ここでは自信と我慢について考えます。

お母さんの笑顔が、家庭教育でいちばん大切なのは、なぜでしょう。それは、自信がなければ、子どもは自立できないからです。自信とは、自分を信じることです。幼い時期ほど子どもは親、とくに母親を頼りにします。そんな親が自分を受け入れ、認めてくれることが、子どもにとって自分を信じる力を育てます。

子どもは、親の言葉よりも、親の表情に敏感に反応します。そのため、たとえ言葉では褒めていても笑顔が伴わなければ、「お母さんは喜んでいない」と子どもは受け取ってしまいます。だからこそ、子どもがほんの小さな一歩でも前進していることがあったら、お母さんお父さんは笑顔で、最大限の喜びを声にも仕草にも表わして、子どもを褒めてあげることが、子どもの自信につながります。いくら言葉をかけても、子どもへの愛情が感じられなければ、子どもはそのことを敏感に察知して、親の言うことに耳をふさぐようになってしまいます。

特に、発達障害がある子どもは、他の子どもは皆できるのに自分だけができないという経験をすることが多いので、怒られたりすると、ますます不安にかられてしまい自信を身につけにくくなります。自信がない状態は、常に不安というストレスにさらされている状態でもあります。ストレスによって脳が混乱しやすく、自己コントロールができないために問題行動を起こしてしまうことも多くなります。そのため、子どもが成功体験によって自信をつけ、不安、ストレスを取り除いていくようにしてあげなければなりません。

そして、子どもも社会化するためには、自信とセットで最低限の我慢を身につけることも必要です。親が我慢を教え、自信を与えれば、子どもは成長とともに少しずつ社会化できるようになり、将来も拓けていきます。それには、親の言葉が大きく影響します。

一日に最低でも10回は、

「お前は我慢ができるね」

「○○ができるようになったね、すごいね」

「お前は思いやりがあるね」

「チャレンジ精神があるね」

「知恵があるね」

と語りかけてあげてください。そう言ってあげれば、子ども自身にその気持ちが芽生えてきます。

スズキ式家庭教育では、以下の「5つの魔法の言葉」をくり返して言い聞かせるように勧めています。そうすることで、子どもの中に我慢と自信を定着させていくのです。

「あなたは、楽しく我慢できます」

「あなたは、楽しく挨拶ができます」

「あなたは、楽しく思いやりができます」

「あなたは、楽しく学べます」

「あなたは、運がいい。ツイてます」

我慢を覚えさせるには「我慢」という回路を脳内に作ってあげなければなりません。例えば、子どもが気を引きそうなおもちゃを用意し、「ほしい?」と聞きます。子どもがほしいという意思を見せたら、「あげるからちょっと待ってね」と言って、3つ数えます。そして、「1、2、3」と数えたら、「はい!」と手渡し、「よく待てたね」とたくさんほめてあげます。

これで我慢を体験できたら、次は少しずつ我慢する時間を長くしていきます。おもちゃを「一度返してね」と言って返してもらい、今度は5つ数え、また渡してあげ、我慢できたことをたくさんほめます。子どもが返すことを嫌がったら無理にとりあげるのではなく、ほかのことに意識を向けるなどして、嫌がらないようになったら返してもらいます。この時間を少しずつ長くしていくと、だんだん、我慢できる時間が長くなります。

また、親がおもちゃを預かっているときは、数を数えながら手を叩くなどして、楽しい雰囲気にすると我慢がしやすくなります。これは、「楽しく待つ」ための学習です。「待てばおもちゃがもらえる」「待つといいことがある」とわかれば、子どもはワクワクしながら待てるようになります。このトレーニングを続けるうちに、子どもは「待つ」ということを理解して、落ち着いてじっとしていることができるようになります。楽しく我慢ができるようになるのです。

ただし、子どもが我慢を覚えたときに、親は絶対に約束を破らないでください。せっかく築いた信頼関係を壊してしまいます。例えば家事で手が離せないときに子どもに何かをせがまれ、「後でやってあげる」と言いながら、すっかり忘れてしまうような場合です。しかし、「後でやってあげる」というのは、子どもにとってもとても大切な約束です。必ず、やってあげてください。もし約束が守れなかったときは、必ず「ごめんね」と謝ってください。

自信の元となるのは成功体験ですが、発達障害のある子は成功体験が少ないうえに、ほめられることも多くないので成功の喜びを知りません。これでは自信が身につきようがありません。子どもに自信を身につけさせるには、たとえどんなに小さな進歩でも、何かができるようになったら、大いに褒めましょう。褒め言葉はワンパターンでかまいませんが、必ず、親の喜びを表現してください。

次いで、セカンドステップ（思いやりと勇気と知恵を育てる）について述べます。

思いやりとは、人を幸せにする力です。思いやりが身につけば、人を攻撃しなくなりますし、命を大切にするようになり、結局はその子自身も幸せになります。

知恵とは、情報を組み合わせて問題を解決したり、言葉で相手に自分の考えや気持ちを伝える力です。

勇気とは、挑戦する気持ちです。

子どもの脳にこうした回路をつくるためには、子どもが好ましいことをしたときはたっぷりと褒め、「あなたには○○の力があると思うよ」と子どもを伸ばす言葉を語りかけて暗示をかけることが良い方法です。
子どもの可能性を信じる言葉の例を以下に挙げます。

●最後までやりとげる力があるね
●失敗から学びチャンスに変える力があるね
●物事を受け止め忍耐する力があるね
●自ら進んで物事に取り組む力があるね
●うまくいかないとき、うまくいく方法を考え、工夫する力があるね

このような言葉を常に子どもにかけ続けることで、人間として生きる基礎ができ、社会にでても、困難に負けずに幸せに生きていくことができるようになります。「三つ子の魂百まで」という言葉の通り、乳幼児期の教育が幸せになるために一番大切なのです。

では、次になぜ発達障害が起こるのか、その原因を脳科学的に考察してみます。

●脳科学からみた発達障害の原因の探索法について

脳機能に関しては認知症の項で述べましたが、本項では別の角度から発達障害に関わる脳機能に関して考察していきます。

脳の病気の原因を知るには、様々な脳機能の鍵となる部位の特徴をよく知っておく必要があります。さらにいうと、脳機能の鍵となる部位が、脳の中でどのような重要な機能、役割を果たしているのかを実感としてもっていることが重要かと思います。例えば、脳科学に関する論文は、単なる統計処理を行うことで脳の機能局在を見ているだけなので曖昧で多種多様な説が出てきますが、私が行っているような覚醒下手術によって直接脳に触れ、その機能の変化を経験すると、その部位の機能が実感としてわかってくるようになります。

その現実、実感からスタートして、発達障害という病気が脳の各部位の機能とどういう関連性があるのかを考察し、それを裏付ける論文と照らし合わせながら見つけ出すことが正解にたどり着くための最適な手段だと私は考えています。

◎発達障害の鍵となる脳の部位の特徴

発達障害の原因の鍵を握る脳の部位の中でも最も重要な部位が**視床下部**です。認知症の項でも述べましたが、ストレスがかかるとこの視床下部をはじめ下垂体、副腎系が刺激され、闘争的、活動的になります。言い換えれば血圧や脈拍をあげ、ストレスに対して戦闘モードに入るわけです。また、視床下部は脳の神経を成長させ、保護する物質であるＢＤ

NF（Brain-Derived Neurotrophic Factor：脳由来神経栄養因子）の分泌にも関わっています。具体的には、神経の新生、発達・増殖を促し、神経間ネットワークを強固にし、神経を保護する働きがあります。このように視床下部は神経伝達物質の分泌に加え、前述したように電磁波を発することで脳全体を覚醒させ働かせる中心になっていると私は考えています。

また**扁桃体**は、ストレスで不安感（右）や怒り（左）といった強い感情を惹起しますが、それが強すぎたり、長く続いたりすると後先を考えない衝動的な行動に走らせます（Shinoura et al., 2011a）。しかし扁桃体はオキシトシンリセプターが豊富にあり、視床下部から分泌されるいわゆる愛情ホルモンであるオキシトシンによってコントロールできるようになります（Kirsch et al., 2005）。母親の愛情で子どものストレスが減るのはこのためです。

扁桃体のコントロールにかかわる部位に、**帯状回**があります。例えば、右の扁桃体が過剰に活性化するとパニックになり、その場から逃げようとしますが、それをコントロールするのがこの帯状回の前部にある前部帯状回です（Shinoura et al., 2011b）。つまり、ストレスがあってもぐっと我慢して、その場から逃げずに対処しようとするのが帯状回といっていいでしょう。一方先ほど述べたとおり、視床下部は愛情をもって扁桃体の過剰な活性化をコントロールしています。言い換えれば帯状回は我慢することで扁桃体から発生する不安感や怒りを抑える父親的な機能を持ち、視床下部は、愛情をもって扁桃体から発生する不安感や怒りを抑える母親的な機能をもつと言えます。

ここで、帯状回と密接なつながりのあるDMN（P106参照）についてあらためて述べたいと思います。DMNとは、ぼんやりと何も考えていないときに活動している脳の部位を表しており、前部帯状回、後部帯状回などからなる脳の重要な機能をもつ場所です。なぜ重要かといえば、なにもしていない平穏な時に脳をリセットし、よりよく脳を使えるようになるような役割を果たしているからです。ストレスにさらされている時は、ある意味脳が戦闘状態にあるので、それに対処するのに精一杯で脳の一部しか働いていません。それを平和時にストレスに対してより良い対処ができるのではないかと、脳全体のレベルアップを図ろうとするのがDMNなのです。先ほど挙げた、帯状回がストレスで過剰反応する扁桃体に我慢とやる気を与えるというそのメカニズムがDMNにあるわけです。

またDMNを構成する脳の一部である後部帯状回は、いつどこで何をしているか客観的に自分をモニターしており、この機能が落ちるとアルツハイマー病になります。扁桃体が過剰に活性化すると、不安感や怒りが感情の主体となり、自分の現状を客観的にモニターできなくなります。そのとき後部帯状回が働いて自分を客観的に観察できるようになることで脳全体が働き出し、脳がより効率的に使えるようになります。つまり、前と後ろの帯状回は扁桃体の暴走を抑え、大脳新皮質をより良く働かせるための司令塔といっていいでしょう。帯状回は大脳辺縁系と大脳新皮質の間にあり、ちょうど両方から神経線維が集まる場所にあるので、このような重要な機能があるのでしょう。

　一方、ストレスによって戦闘状態になった際に働く部位もあります。例えばストレスにより足の領域が刺激されます。戦闘状態になると、逃げるか戦うかの選択になるわけですが、いずれも足が必要になるためそこが異常に活性化するわけです。そのため、夜間足がムズムズして眠れなくなったり、運動領にある足を動かす命令を出す領域の血流が落ち、ばたばた倒れるようになります（図2）。ただし、戦闘状態だと瞬時に自分を守るために動かなければならないので、脳の一部が反射的に働くだけになります。これは自分を守るために必要な反応です

（図2）　　64歳　男性

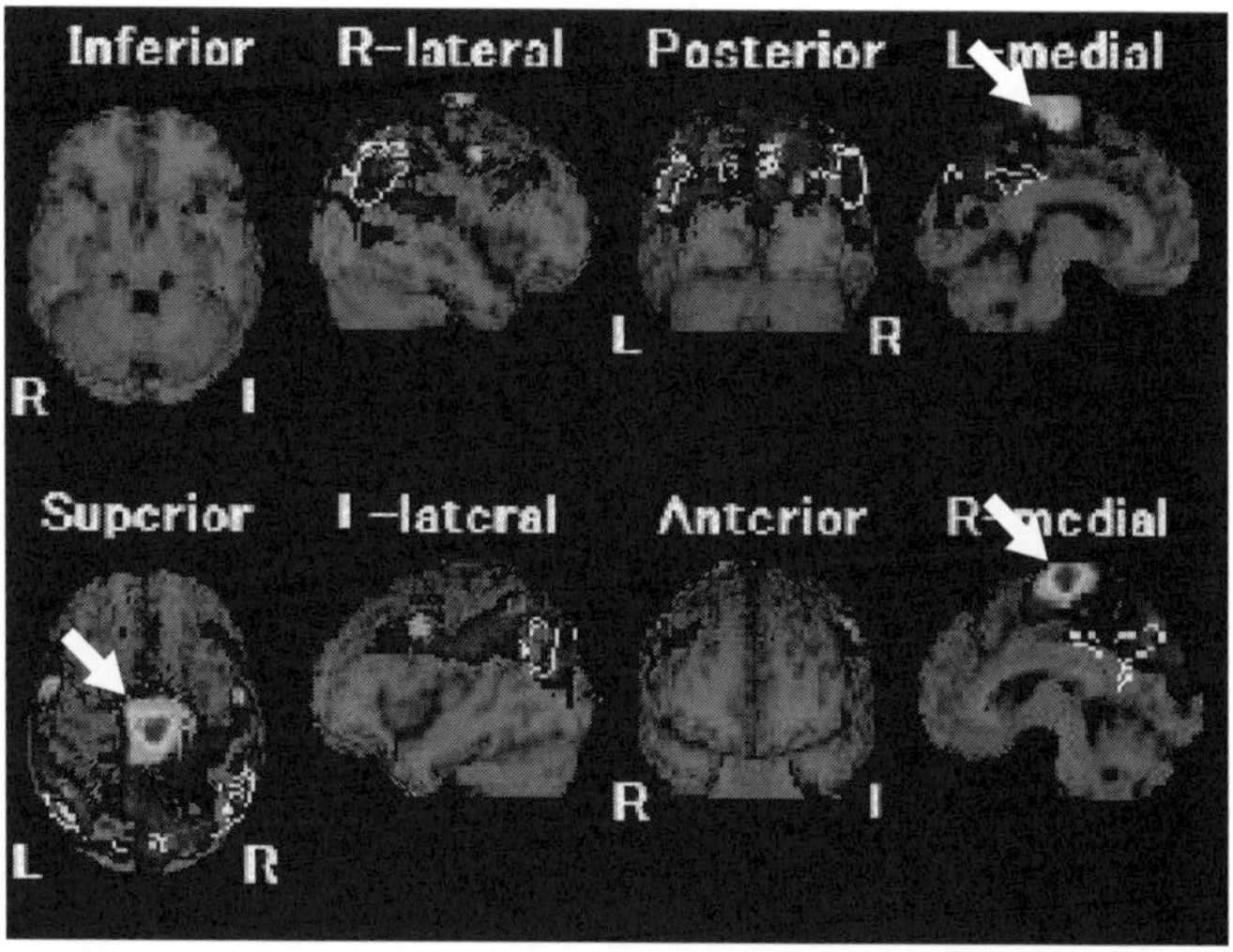

強いストレスがあり、歩行中突然力が抜けて何度も倒れる症状あり。CTでは異常なし。白い矢印が足の領域を指しており、足の領域の血流が極端に落ちていることを示している。

が、これがずっと続くと、脳全体が使えなくなります。この状態が実は、次の項で述べますが、発達障害の大きな原因になるのです。

最後に大脳新皮質に属する左脳と右脳、それぞれの機能についてですが、左脳には、読み書きなどの言語機能、右脳には今のこの瞬間における周囲の空間や状況に対応する機能があります。例えば、物事に集中して行動するとか、あるいは人の表情を見て相手がどんな感情を抱いているのか読み取ったり推測したりする部位があり、左脳や右脳にあるこれらの機能に対応する部位がうまく働かないことが発達障害に見られる症状と深く関わっています。

◎鍵となる脳の部位から見た発達障害の原因

発発達障害の中で、日本で最も患者数が多いのがＡＳＤ（Autism Spectrum Disorder：自閉症スペクトラム）とＡＤＨＤ（attention deficit/hyperactivity disorder：注意欠陥／多動性障害）についてまず述べます。この両者には、共通した特徴があります。それは、きわめてストレスに弱く、過剰反応するということです。ストレスを感じると、奇声を発したり、異常行動をしたり、集中力をなくすなど、正常な発育をしている子どもに比べてストレスを適切に処理する能力に劣っています。

　では、発達障害児において、さきほど述べた脳の鍵となる部位でどんな問題が起こっているのか。最大の問題は、視床下部と扁桃体の機能に異常が起きていることである、ということが最近わかってきました（Aoki et al., 2015）。先述したように、ストレスにより視床下部と扁桃体が活性化するわけですが、そのストレスも短期間で自分の許容範囲内であれば脳の発育にむしろプラスになりますが、これがその許容範囲を越えて長期に続くと、視床下部や扁桃体が機能異常をきたし、それが発達障害の主要な原因となります。視床下部はストレスに適切に反応して乗り越えようとしますが、扁桃体が視床下部にコントロールされていないと、つまりオキシトシンによるコントロールがうまくいっていないと、扁桃体が過剰に活性化して、前項に述べた戦闘状態に関わる脳の領域のみが発達し、それ以外の平常時に働く部位の神経細胞や神経線維の発達が遅れます。ASDの治療にオキシトシンの点鼻が有効な理由はここにあります（Hollander et al., 2007）。ADHDも、視床下部のストレスへの反応が悪いことが報告されています（Ma et al., 2011）。

　また、視床下部にはBDNFを分泌して脳神経の成長を促す働きがありますが、扁桃体の横やりがはいり、BDNFを分泌しても、戦闘状態に役立つ部位しか発育しないといってもいいでしょう（Simsek et al., 2016; Saghazadeh et al., 2017）。そうなると、前項で述べた、平和な時に成熟していくDMNに異常をきたします。例えばASDは、DMNと、周囲の大脳新皮質の社会に対応する機能、例えば人の表情を読み取り感情を推測するような機能を持つ脳とうまくつながっていないと報告されています（Yerys et al., 2015）。こうなると、周囲とコミュニケーションがうまくとれず、行動や興味が限定されて、ストレスに異常な反応を起こすようになります。またＡＤＨＤは、前部帯状回の機能が低下し、ストレスによる扁桃体の過剰な活性化がおさえられていないことが報告されています（Wilson et al., 2013; Maier et al., 2014; Ayhan et al., 2018）。前部帯状回の機能が低下すると、ストレスで扁桃体の過剰な活性化をきたし、さきほど述べたように、戦闘に必要な足の領域が過剰に活性化されるので、衝動的に動き回ったり、ちょっとしたストレスで戦闘状態になりやすいので、平穏な心で物事にじっくりと集中して取り組む機能を持つ右の前頭葉の機能が落ちてしまうわけです。

では、同じストレスがあっても、ＡＳＤになる子どもとＡＤＨＤになる子どもがいるのはなぜでしょうか。これには遺伝子が関与しているものと思われます（Franke B et al., 2012）。同じストレスを受けても遺伝的にやられやすい部位が人により異なるため、様々な発達障害に分かれていくわけです。特に遺伝的な要素が強いのが失読症（dyslexia）ですが、この発達障害もやはり発症に関してストレスも介在しており、扁桃体、ＤＭＮを含む左半球の異常が画像で指摘されています（Casanova et al., 2005; Buchweitz et al., 2018）。

つまり、発達障害の本質的な原因は、許容量を超えたストレスが長期に続くことによって視床下部が機能低下をきたすことにあります。それによりわずかなストレスでも扁桃体が過剰に活性化し、その結果戦闘に必要な脳の部位のみが活性化するため平時に働く脳機能、例えば社会性が落ちた状態に陥るのです。発達障害児に対してストレスが長期続くと、機能が落ちた場所の血流も低下した状態が長期続くので、それらの脳神経が傷み、治療が極めて困難になります。スズキ式家庭教育でできるだけ早期に治療を開始すべきであるというのはここからきています。では次項で、なぜスズキ式家庭教育が効果的なのか脳科学的に解析します。

●スズキ式家庭教育で発達障害が改善する理由

スズキ式家庭教育が発達障害児の改善において多くの実績を残してきていることはまぎれもない事実です。では、なぜ世間一般では遺伝なので治らないといわれている発達障害が改善するのでしょうか。それは、この教育方法が前項に述べた発達障害の本質的な原因を改善する方法だからです。

発達障害を改善するには、視床下部の働きをよくすることが根本的な解決法です。そのために最も効果的なのが、スズキ式家庭教育が推奨する母親による子どもへのケアです。

平たく言えば、母親が子どもと向き合いたっぷりの愛情を注ぐことです。子どもの一つひとつの言動に目を配り、うまくいったら抱きしめ、気絶するくらい褒めることで、視床下部の血流が増加することによってオキシトシンが分泌され、扁桃体がコントロールできるようになるのです。視床下部を元気にするためには、なによりも子どもに自信をつけさせることが大事です。

発育に必要な能力を細分化し、少しでもその能力が向上、改善したらしっかりと誉めることで、子どもはどんどん自信をつけていきます。フラッシュカードも改善に効果がありますが、その理由はおそらく発達障害児の脳が戦闘状態になっているので、早く動くものに興味を持ちやすくなるからかもしれません。不安感があると、敵におびえている状態になるのでどうしても早く動くものに注意が向きやすいのでしょう。また、ASD、ADHDは、前項に述べたとおり右脳の機能低下が起こっているので、母親ができるだけ子どもに接する時間を作ることで、右脳が活性化していきます。右脳は、人と関係すれば刺激を受ける脳だからです。そのように、母親が愛情を注いで子どもの視床下部が活性化し、扁桃体をある程度コントロールできるようになった時点で、もうひとつの鍵となる部位、つまり帯状回を刺激してさらに扁桃体がコントロールできるようにします。つまり、我慢を覚えさせるのです。このように、スズキ式家庭教育は病気の鍵となる脳の重要な部位すべてに働きかけて機能を改善しているので、奇跡的なことが起こっているのです。もちろん、発達障害児のストレスは、母親と接する時間が短いだけではなく、不適切な食も関わっています。**乳製品（カゼイン）**、**小麦粉（グルテン）**、**砂糖**をできるだけ避けないと、やはり脳がストレスを受けます。運動も大事です。これらを改善しながら、スズキ式家庭教育は総合的に発達障害の治療にあたっています。

もちろん、遺伝的な側面があることは否めませんが、発達障害が遺伝と関係しているのは、おそらく平和な時に働く脳の領域の血流がストレスで落ちた時に、遺伝的に弱い部分があるからでしょう。そのため、できるだけ発達障害が軽い段階でスズキ式家庭教育に取り組み、血流を増やして、弱い遺伝子が働かないようにするのが肝要でしょう。また、血流が落ち続けると、脳が委縮して元に戻らなくなるので、そういう意味でも早期の治療が必要です。

発達障害は、戦闘状態の脳が活性化すると前項で述べました。発達障害が改善しなければ、当然これらの脳は社会の中で生きていくのに障害になりますが、スズキ式家庭教育で平和な時に働く脳の領域が働き出し普通のレベルになると、戦闘状態の脳が社会で生きていく武器になります。それが、発達障害児が天才児にもなりうるということです。アインシュタインもエジソンも発達障害でしたが、家族の愛情により社会的な能力が人並みになったため、物にこだわり、考えたり発明したりする発達障害特有の症状が、逆に人よりも優れた能力として社会で生きていく武器になりました。そういう意味でも、これから増える発達障害をスズキ式家庭教育で改善することは、多くの才能ある若者を育てていくことにつながるでしょう。

最後に、ＡＳＤはオキシトシンで改善するという報告（Hollander et al. 2007）がありますが、薬で発達障害が本当によくなるかということについては、私は懐疑的です。前に述べたように、発達障害の根本的な原因である視床下部の機能は、オキシトシンなどの物質だけではなく、波動も大いに関係していると私は考えています（波動を用いることによる発達障害の改善については後で述べます）。そういう意味では、単なる薬という物質ではなく、実際に母親が子どもに接して抱きしめ、母親の視床下部の波動を発達障害児に伝えることが、視床下部の機能の改善にはきわめて大事であると私は考えています。

●絵本の読み聞かせによる発達障害の改善

「絵本未来創造機構」財団の代表理事、仲宗根敦子さんが最近出版された『絵本の読み方選び方』という著書の中で提唱する絵本の読み方はシンプルですが、子どもの脳の発達に非常に良い影響を与えています。

1　ゆっくり読まない。

2　声色を変えない。
3　読んだ後に子どもをほめる。

この方法を実践した多くの方から、その効果を賞賛する様々な報告が彼女の元に届いています。

・イヤイヤ期の対応が楽になった。
・子どもが勝手に文字を書き出した。
・トイレトレーニングがあっという間にできた。
・歯磨きやお風呂を嫌がらなくなった。
・登園時の行き渋りがなくなった。
・IQが上がった。
・グレーゾーンと言われていた子が普通学級へ行けるようになった。
・パパが子育てに積極的になった。
・ママ自身のイライラがなくなった。（『絵本の読み方選び方』仲宗根敦子著P6）

上記は良い結果の一部ですが、このシンプルな3原則を短時間（毎日10分くらいが目途）行うだけでこれだけの効果が上がるのは、絵本の読み聞かせが子どもの脳の成長を促すのにきわめて有用な方法であるからだといっても過言ではありません。では、なぜこの3原則が有効なのか、私の見解を述べていきたいと思います。

まず、1番目の「ゆっくり読まない」は、子どもの右脳に働きかけるには、自然な会話のスピードで読むことが有効だからです。6歳までの子どもは、左脳より右脳が優位だといわれています。そのため、左脳に比べて情報処理速度の速い右脳は、ゆっくり読まれると絵本に集中しなくなります。スズキ式家庭教育のフラッシュカードのように、スピードがある程度あった方が、子どもの右脳の処理スピードに合っているのです。

2番目の「声色を変えない」も子どもの感情を育てるのに有効です。声色を変えると親の価値観をそのまま押し付けることになりますが、声色を変えないと、自分の個性や気質にあったところで、子どもが感動することになります。子どもの感動ポイントは親と同じとは限りませんので、子どもの豊かな感情を育てるには、声色を変えない方法が有効なのです。

3番目の「読んだ後に子どもをほめてあげる」はスズキ式家庭教育にも通じる大事なポイントになります。例えば、読み聞かせが終わると「最後まで聞いてえらいね。最後まで聞いてくれて嬉しかったよ」と子どもをほめると、子どもはほめられる行動をどんどんするようになります。このように、絵本の読み聞かせが終わったときにほめることをくり返すことで、子どもは絵本を好きになり、何回でも「読んで」と持ってくるようになるのです。このとき大切なのは、愛する我が子に読み聞かせができること、そして子どもが楽しんでくれていることに、親自身が喜びを心の底から感じることです。その気持ちが子どもに伝わることで、子どもは絵本を好きになっていきます。

子どもが読み聞かせを好きになると、以下のような効果があります。

語彙力、読解力、表現力がつく。記憶力が良くなる。想像力と創造力がつく。文字・漢字を覚える。ＩＱ向上に役立つ。本好きになる等々。（仲宗根敦子著Ｐ16）

上記は、絵本の読み聞かせが、主に左脳的な面で子どもの脳が発達することを物語っています。しかし、このように左脳的な面だけで効果が上がるわけではありません。例えば、ＥＱが上がるなどの、右脳へのいい効果もあります。ＥＱ（Emotional Intelligence Quotient）は心のＩＱとも言われ、自分の感情をコントロールでき、目標に向かって行動できる、相手に共感でき、人間関係をうまく構築できる、自己肯定感が高く、自分のありのままを認めることができる能力のことを意味します。では、なぜ絵本の読み聞かせがＥＱを高めることができるのでしょうか。仲宗根さんは以下の５つの理由を考えています。

1ママやパパの声とぬくもりを感じながら、自分のためだけに読み聞かせをしてくれる時間が、子どもにとっては一番贅沢で嬉しい時間であり、そのときに自分が無条件に愛されていることを実感し、自分の存在を肯定できるようになります。

[2]感情移入せずに読み、子どもがどう感じるかを尊重することで、子どもの感性、個性、才能を引き出すことにプラスに働きます。

[3]子どもは右脳が優位なため、絵本の世界にそのまま入り込み、登場人物の感情を味わうので、人の感情に共感する力が育ちます。

[4]毎日たくさんの絵本のハッピーストーリー、サクセスストーリーを読むことにより、自分の人生も幸せで成功すると無意識に感じられるようになります。

[5]自分の人生が成功すると感じることで、ポジティブになり、何事にも積極的にチャレンジし、困難があっても、その先に必ずある未来の成功や幸せを信じる力が育ちます。

つまり、絵本の読み聞かせは、自己肯定感（自分の価値や存在意義を肯定する）を上げる力があります。これは、子どもだけではなく、読み聞かせをしている親も同様です。自己肯定感が高いかどうかは、人生で幸せになるために、一番重要な脳の使い方といってもいいでしょう。つまり、絵本には人を幸せにするすごい力があるのです。

絵本の読み聞かせは発達障害の改善にも効果的です。その1例を上げます。

「3歳の娘は、2歳半くらいのときに病院の検査で発達障がいか、自閉症かグレーゾーンだと言われていました。絵本にも全く興味がなく、読み聞かせをしようとすると取り上げて投げてしまうほどでした。絵本講座（仲宗根さんが主催の絵本の読み聞かせを教える講座）を受講後、1日10冊くらい3つのポイントで読み聞かせをしました。しかし、最初は集中して聞いてくれることはなく、ほとんど一人で音読している状態でしたが、それでも繰り返し読んでいたところ、1週間くらい経ったころから、興味を持って絵本をのぞきに来るようになりました。最近は3冊から6冊くらい聞けるようになりました。ほめられると「すごいすごい」と自分でも手を叩くようになり、語彙が急激に増え始めています。

お風呂場に貼った、あいうえおを書いた表を声に出して読み出したり、一人で絵本を広げて数を数え始めたりするようになりました。また娘のお気に入りの絵本、『どんどこももんちゃん』（童心社）の中に、クマが登場して、ももんちゃんがびっくりするシーンがあるのですが、自分もそのシーンを読んでもらうときに「あーびっくりした」とつぶやいて、完全にももんちゃんになり切って絵本の世界にひたっているようです。

最近診察に連れて行ったところ「断言できませんがグレーゾーンではないと思います」と先生から嬉しい言葉をいただけました。普通の保育園や幼稚園は無理かな？　と思っていたところ、絵本講座に出会えて明るい未来が見えてきました。

私自身も、不安やイライラがなくなり、自然と気持ちが落ち着くようになりました。」

（仲宗根敦子著P167-9）

絵本の読み聞かせが発達障害の改善に有効である理由として考えられるのは、絵を見ると同時に言葉を読み聞くことで左右の脳に刺激が入り、大脳新皮質全体が満遍なく活性化され、それにより発達障害児の機能の落ちている脳の一部が連鎖的に活性化するというのがそのメカニズムではないかと思われます。そして、さらに重要なのは、母親が愛情を込めて子どもに読み聞かせすることで親子の視床下部が共振し、発達障害児の視床下部のエネルギーが上がり、ストレスを受けて活性化している扁桃体の過剰な働きを鎮めることでしょう。1日10分で効果が上がる仲宗根式の絵本の読み聞かせ法は、今後発達障害を予防、改善させる簡便で重要な治療法になると私は考えています。

●発達障害を改善する小川式心身療法機能活性化療法

小川式心身療法機能活性化療法（以降「心身療法」と略します）が認知症の改善に有効であることは前に述べましたが、この治療法は発達障害にも大きな効果を示すことがわかってきました。

上海の病院が心身療法によって認知症を改善させる過程をビデオで見て驚かされたことは前に述べましたが、この病院では、発達障害に対しても心身療法により大きな成果を収めています。

例えば10歳の男の子のケースでは、当初、情緒が不安定で常に泣いたり叫んだりで、まったく言葉も出ず、食事や服の着替えにも介助が必要なほどでした。

当初こそ手こずったものの、1ヵ月後には徐々に情緒も安定、表情も落ち着き、心身療法に取り組むようになりました。2ヵ月後には、笑顔でゲームに参加したり、温熱式で6つある心身療法の手技で最初に行う活性温熱療法において使用する2枚のマットの間に自ら手を入れるようになりました。それと同時に集中力が出てきて言葉も覚え、話すことが可能になりました。3ヵ月後には、心身療法に自ら積極的に参加、最後までできるようになりました。言葉も正確に話せるようになり、自分で服や靴の着脱、食事も自分で食べるようになるなど、自発的に物事に取り組む自立した明るい子どもになりました。10年間、発語すらできなかった子どもがたった3ヵ月でそこまでの改善を見せたのはまさに驚異です。

我々の関わる発達障害児に関しても、心身療法によって短期間で改善したケースが数例あり、発達検査表でもそれが確認されています。これからもスズキ式家庭教育と心身療法の組み合わせは、発達障害の改善に大いに役立つと私は確信しています。

●脳にストレスではなくエネルギーをもたらす食を選ぶ

発達障害とストレスの関係はこれまで何度も触れてきましたが、そのストレスの中でも「食」は非常に大きな割合を占めています。毎日摂る食事の中に、脳にストレスを与えるものが含まれていると、当然それが脳の発達を阻害するわけです。当然、食を変えることで発達障害が改善したという報告は数多くあり、世界共通の現象です。そのことに関しては、『発達障害にクスリはいらない』（内山葉子・国光美佳著）、『食事療法で自閉症が完治!!』（キャリン・セルーシ著）、『薬に頼らず家庭で治せる発達障害とのつき合い方』（ロバート・メリロ著）等の著書に、発達障害を改善させるための食に関する共通した注意点が書いてあり、我々の食に対する取り組み方（『脳の働きと免疫力』篠浦伸禎著）の内容とも一致しているので、この項ではそのことについて述べていきます。

食と発達障害の関連性は**エピジェネティクス**という現象から説明できます。最近広まってきた用語ですが、このエピジェネティクスとは、簡単に言うと遺伝子が発動するスイッチを入れるかどうかは環境が関わっているということです。発達障害に遺伝子が関わっていることは長年いわれてきましたが、その遺伝子にスイッチを入れるのは環境であり、そのひとつが「食」であるということです。食が脳にストレスを与えるようなものであれば、その遺伝子にスイッチが入り、発達障害が発現してしまうのです。逆に脳の発育を促す食であれば、そういった現象が起こることはなく発達障害は発症しないことになると言えます。

乳児のように発育途中にある脳は、有害な食の影響を大人に比べてずっと強く受けます。では、発達障害を誘引する有害な食とはどのようなものなのでしょうか。

代表的なものとして挙げられるのは、**小麦製品**、**乳製品**、**砂糖・人工甘味料**、**化学物質**、**加工食品**になります。これらの物をできるだけ避けながら、**自然の野菜**、**果物**、**豆類**、**イモ類**、**良質な卵・魚**をできるだけ摂るようにします。なぜならば、自然の物には、脳を活性化させるエネルギーがあるからです。しかしそれだけで十分というわけではありません。現代の食は昔に比べて栄養素が減ってしまっているからです。特にミネラルは不足になることが多く、それが発達障害の原因になることもしばしばあるので、意識して補う必要があります。

昨今、一部マスコミ等で**小麦**の有害性が取り沙汰されるようになりましたが、パンを筆頭とする小麦製品がなぜ脳の機能を落とし、発達障害につながるのでしょうか。ひと口に小麦と言っても、いま流通している小麦は遺伝子組み換えのものが大半で、以前の小麦と比べて**グルテン**の割合が増え、人間の消化酵素では消化がしにくくなっています。それに加えて、小麦の中でも特に輸入した小麦は大量の農薬を含んでいます。これによって腸に炎症が起こり、異物を通さない腸壁のフィルター機能が破壊され、異物が体内に侵入するようになります。これが、いわゆるリーキーガット（漏れ出る腸）という状態です。また、腸の炎症を起こした物質が血液を介して脳に影響し、血液脳関門のフィルター機能が落ちて異物が脳内に入り、そこで炎症を起こし、さらには体内に入ったグルテンの抗体が脳を攻撃するともいわれています。

乳製品もまた同様の作用を起こします。乳製品に含まれるカゼインというタンパク質がグルテン同様、人間の腸では消化されにくいので、やはりそこでリーキーガットを起こし、脳に炎症を引き起こします。また、カゼインは腸内での鉄等の栄養素の吸収も阻害します。乳製品はカルシウムを多く含むので身体に良いものと信じられてきましたが、実は摂取により腸内環境が悪化するため、逆にカルシウムの排泄が増えます。この様な理由から特に発達障害児は、乳製品をできるだけ避けるべきでしょう。乳製品とグルテンを食べさせないことで自閉症が改善したことは、『食事療法で自閉症が完治!!』（キャリン・セルーシ著）にも詳細に書かれています。

砂糖にも様々な害があります。タンパク質と結合して酵素などの働きを阻害する他、血糖値を乱高下させ自律神経を乱し、免疫力を低下させて感染のリスクを高めます。また砂糖は依存性が強く、摂り過ぎるとやめるのが困難になります。人工甘味料は砂糖よりもさらに有害であるという指摘もあります。発達障害を防ぐために、甘いものが欲しい時は、果物やさつまいもなど自然の甘みで摂ることが肝要です。

また、発達障害児は食に対するアレルギーをもっていることがしばしばあります。その原因として多く見られるのは、小麦製品、乳製品、卵、大豆などですが、他の食品でも起こりえますので、子どもが食べるものと症状の変化をよく観察して、記録に取っていくことも重要になります。アレルギーの原因となり得るものを避けることで症状が改善すれば、当然その食品はできるだけ避けるべきでしょう。

発達障害の発症に関わる物として、食品に含まれる様々な化学物質が指摘されています。**農薬**（日本でよく使われるネオニコチノイド系は外国では健康を害する可能性があるという理由で規制されている）、**合成着色料**、**化学調味料**などが関係しているといわれており、できるだけ加工品ではなくて無農薬の自然のものを選んで食べる必要があります。そして忘れてならないのが、口から入る化学物質の最たるものである**薬品**の存在です。

発達障害に使われる薬は、治療ではなく一時的に症状を抑えるためのものです。このような脳に作用する薬は、重篤な副作用を起こすことがしばしばあり、子どもが長期的に服用した場合にどんな副作用が出るのか全くわかっていないというのが現状です。ですから、まずはこの項で示したことを徹底して行い、薬は極力避けることです。なぜならば、それらのことを実行しても副作用が起こることはまずあり得ないからです。

●家庭生活や家庭環境の改善で発達障害を防ぐ

エピジェネティクスと食の因果関係については前述の通りですが、これと同様に子どもをとりまく家庭環境の改善によって、発達障害の遺伝子にスイッチを入れず、それを予防、改善することができます。（『薬に頼らず家庭で治せる発達障害とのつき合い方』ロバート・メリロ著P111-126）。

家庭という環境の中で、子どもと最も密接に関係するのは当然ながら両親になります。発達障害の発症に関与する妊娠時の両親の状態について、両親が高齢であること（男40歳以上、女性30歳以上）、不適切な食事をしていること、ストレスを受けていること、肥満、ビタミンD不足、精神疾患があること、また妊婦に関しては、病気を持っていること（甲状腺機能低下、糖尿病等）、投薬を受けていること、喫煙、そして出産時に子どもの脳にトラウマを受けること（帝王切開、酸素欠乏等）が発達障害の発症に関与すると報告されています。また、両親が共働きで、発育期に子どもと接する時間の短さも発達障害の発症に影響があるといわれています。テレビ、コンピュータ、ビデオゲームが発育期の脳に有害であるという報告もされており、両親が不在時間が長いと、子どもにとって好ましくない環境になりがちなことも、発達障害の一因となります。

前述の鈴木先生の著書にあった体験談の中に強く印象的に残った節があります。それは、発達障害の子どもがいるという辛い現実から目をそらすために仕事に逃げていたことに気がつき、仕事を辞めてわが子と正面から本気で向き合うようになって、発達障害が急激に改善したという話です。

私が最近行った、発達障害児をもつ両親7組の脳の使い方の解析では、いずれか親、もしくは両親共に脳の使い方が悪いという結果が出ました。子どもが両親を模倣して育つ以上、親の脳の使い方を改善しない限り、子どもの発達障害は改善しないのではないかと強く感じた結果でした。

子どもの生活習慣や親以外の環境要因も、発達障害に大きく関わっています。前に述べたように、現代の子どもの生活は、かつてのように野山を駆け回るようなことがなくなり、そのための運動不足、肥満も発達障害の発症に関わっているといわれています。さらに、子どもを取り巻く環境も、昔に比べてその汚染度が高くなっています。有害金属（水銀、鉛、ヒ素等）、石油化学製品（トルエン、ベンゼン、テトラクロロエチレン等）は発達障害を悪化させると報告されています。また、前出のキャリン・セルーシさんは自分の子どもが、ＭＭＲワクチン接種後に発達障害が発症したと記していますが、ワクチンも身体にとっては異物であり、ＭＭＲ（百日咳、ジフテリア、破傷風の3種混合）、ＨＢＶ（Ｂ型肝炎）ワクチンは発達障害との関係が報告されていることを心に留め置いていただきたいと思います。

●波動医療による発達障害の改善

認知症の項でBRAIN ONというセラピー音響機器のことに触れましたが、この機器が発達障害にも有効であることが報告されています。以下に例を挙げます。

症例1：自閉症スペクトラムの3歳の娘の、じっとしていられず常に泣いたり叫んだりする症状に苦しんでいた母親にBRAIN ONを使用してもらったところ、娘に食欲が出てきて、使用開始から2か月ほどで、それまで行ったことがない場所に行くと、泣き叫ぶなどして手のつけられなかった娘が、人が変わったように落ち着いていられるようになったことで、母親は非常に喜んでいる。

症例2：9歳のＡＤＨＤ（注意欠陥多動性障害）の男児。通っていた塾の先生が、BRAIN ONを本人に使用したところ、誰よりも勉強に集中して取り組むようになった。そのあまりの変わりように、先生がいちばん驚いた（同様のＡＤＨＤの改善例は他の学習塾でも報告されています）。

上記の器械と同様の波動医療の機器で、シンプル瞑想というものがあります。これは、左耳から151Hzの周波数、右耳からそれよりも2～9Hz低い周波数の2種類の音を聞くことで、リラックスと精神集中をサポートする機器になります。この機器は様々な子どもの教育施設でも導入されており、前に述べたエジソン・アインシュタインスクール協会でも使用して効果を感じているとのことです。

症例1：600種類の色を覚えているほどの高い知力を備えている5歳のASDの子どもが、シンプル瞑想を聞き出してからそれまでひどかった癇癪を一切起こさなくなった。

症例2：3歳までは発語していたが、その後一切言葉が出なくなっていた11歳のASDの子どもが、シンプル瞑想を聞いたとたんに言葉を発するようになり、それまでは学校に向かうことが困難だったものが、スムーズに学校に向かうようになり、落ち着きがでてくるようになった。

このようにシンプル瞑想も発達障害の改善には非常に効果的で、登園する全員がシンプル瞑想を使っている学園（例：未来共育学園）もあります。

◎発達障害と認知症の改善法に共通するのは「波動」

ここまで述べてきた発達障害と認知症を実際現場で改善させてきた方法に共通しているのが、愛情や波動医療のような目に見えない世界、つまり量子力学でいう「波動」が関わっているということです。なぜ波動が発達障害や認知症の改善に有効なのか。それをこの項で考察したいと思います。

発達障害や認知症がストレスによって、脳を動かす波動の中心である**視床下部が弱る**ことから発症することは既に述べました。ストレスで落ちた視床下部のエネルギーを上げるためには、周囲の人間の愛情と本人が共振することが必要で、それに関することが記された『思考が物質に変わる時』（ドーソン・チャーチ著）、『思考のすごい力』（ブルース・リプトン著）、『量子力学で生命の謎を解く』（ジム・アル＝カリーリ、ジョンジョー・マクファデン著）などを参考に検討したいと思います。

まず、イェール人学医学部教授であったハロルド・サックストン・バーは、様々な実験を通して、生物においてもエネルギーが物質を生み出していることを発見しました。その発見過程を以下に引用します。

「がんを患った子宮の電磁気が健康な子宮とは異なっていることだった。そこでバーは子宮がんと診断されていない健康な女性たちを検査し、今現在は健康そうに見えても子宮がんの兆候とされる電磁気を帯びた子宮を持つ女性には、やがてがんが発症したことを発見した。つまり、細胞の中にがんが現れる前に、すでにエネルギーフィールドには兆候が存在していたのだ。」（『思考が物質に変わる時』ドーソン・チャーチ著ｐ67）

つまり、**エネルギーフィールド**という鋳型がまず初めにあり、それが実際に物質を創り出していることになります。

また、手から放出したエネルギーで人を癒したり、病気を治すことが可能であることが、多くの書物で報告されています。実際私の知人で、手から出る電磁波によって多くの病気治療に効果があることを、実際に彼の治療を受けた患者にインタビューして確認しています。（『脳の働きと免疫力』篠浦伸禎著 P165）

そのメカニズムとして、波動による水の構造の変化が確かめられています。

「手のひらや指先を患部に当てたりかざしたりする、いわゆる手かざし療法の施術者による水の変化を厳格に調べたものもある。H_2O 分子は１つの酸素原子と２つの水素分子が結合している。通常の水の場合、それら原子同士の結合角度は１０４．５度となるが、手かざし療法を45分間与えられた水は赤外線吸収率に統計的有意な変化を見せる。このことは酸素と２つの水素原子の間の角度が癒しの「フィールド」で変化したことを示している。

この他にも、ヒーラーによって水の分子に変化が起こったことを発見した研究者がいる。ペンシルベニア州立大学材料工学教授ラストム・ロイは、水の構造を探る実験を数多く行った結果、水の分子はさまざまな形状に結合することができることを発見した。波動が伝わると形状を変化させる水は波動の周波数に共鳴し、癒しの特性を帯びるようになる。」

（ドーソン・チャーチ著P69‐70）

つまり、手のひらからでる波動が水を変え、水に癒しの特性を帯びさせたことになります。そのため、手かざしされた水を与えられた大麦の種の発芽率は高くなり、成長は早くなることが確かめられています。（ドーソン・チャーチ著p69）

同じようなことが人間の体でも起こっており、手から癒しのエネルギーをもらった水が病気を改善させていると推測されます。

癌の末期から**自然治癒力**を働かせて生還した人は、その癒しが大きな力を発揮していると思われます。以下にその典型的な例を挙げます。

「アデリーンが30代初めに子宮がんと診断された時には、がんはすでに全身に転移しており、助かる見込みはわずかだった。医師は手術後、引き続き化学療法と放射線治療を受けるように勧めたが、治療で体がボロボロになってしまうことを避けたかった彼女は、治療はせずに残された日々をできるだけ静かに暮らすことにした。

杉林の散歩に長い時間を費やし、毎日、風呂にゆっくり入った。バスタブに横になったり散歩している時には、空から小さな癒しの星がキラキラ光りながら降り注ぐことを思い浮かべていた。その癒しの星が体内を通り抜け、星のとがった部分ががんに侵された細胞に触れると、風船が割れるようにがん細胞が壊れるイメージを持ち続けた。また、できるだけ健康的な食事を心がけ、毎日瞑想をし、元気の出る本を読み、心が乱されるような人との付き合いをやめて、数人の親しい友人と過ごす時間を除いてはほとんど一人で過ごすことにした。

だんだんと散歩の時間が長くなるにつれ、彼女はこれまでになく自分の体が健康だと感じ始めた。そして9か月後、病院で検診を受けると、体内からがんの形跡がすっかり消えてしまっていたのだ。アデリーンは、あらゆる方法で自分の中のエネルギーを変換したことになる。日々入浴をして癒しのエネルギーにあふれる環境で過ごすように意識することで、アデリーンの体内物質が変化し始めた。彼女の細胞は癒しに反応し、がん組織を作り出していた状態を自分で排除し始めたのだ。

彼女はかつての状態に逆戻りすることはなく、いまや日々元気でいることが当たり前となっていた。それから7年後に彼女にインタビューして見ると、今も瞑想をし、健康的な食事を摂り、ストレスの少ない生活を続けていた。がんの再発もないという。」

（ドーソン・チャーチ著P71 - 72）

彼女は癒しのエネルギーの場を作ることで、自分のがんを治癒させたことになります。

私は脳外科医として主に脳腫瘍を専門にしていますが、同様の経験をしたことがあります。膠芽腫《こうがしゅ》という脳腫瘍で一番悪性の患者を、過去何十人と診てきました。膠芽腫は、西洋医療だけでは1年ちょっとで亡くなってしまう、いまだに治療の困難な病気ですが、スーパーフードなどを初期治療において併用することで3〜6年再発のない例が数人でてきました。しかし、再発がないからと油断して仕事を始めたり、生活のペースを乱してストレスを受けると、再発するケースが続きました。そのため、ずっと生活のペースを同じにしてストレスを受けないようにと患者にアドバイスするようになり、長期にわたって再発が見られない例も出てくるようになりました。それほど、ストレスは病気を悪化させ、癒しは病気を治癒させる力があるのです。

「エネルギーフィールドには物質化して病気として発見されるより前にすでに前兆が現れていることも、肉体に含まれている水が周囲のエネルギーフィールドに敏感に反応することもわかっている。（中略）

そして意識的に癒しのエネルギーを他人に与えられることも、物質が癒しの意識のエネルギーに従って変化することもわかった。

鍼治療という古代から伝わる癒しのシステムは、そこから発展したＥＦＴ（Emotional Freedom Techniques）などの現代の手法とともに、私たちの細胞にあるエネルギーに影響を与えることができることを示している。エネルギー療法が、不安症やうつといった精神的症状にも、肉体的症状にも、痛みや自己免疫疾患にも効果が見られることが何千以上もの研究で示されているのだ。

科学者たちは、これまでエネルギーフィールドを物質により付帯的に生まれる現象のように見なしてきたが、今まで述べてきたような事例が示すのは、むしろ物質こそがエネルギーフィールドの付帯的な現象ということだ。癒しが起こるようエネルギーフィールドを変化させることができれば、細胞という物質もそれに反応して変化する。

アルベルト・アインシュタインは、エネルギーと物質の関係を理解していた。彼の有名な公式E=mc2では、Eは「エネルギー」、mは「物質」を指しており、公式の＝をはさんだ左右でバランスが取れている。アインシュタインは、「私たちが物質と呼んでいるものはエネルギーであり、その振動は感覚で捉えることができないほど周波数が低いだけだ。物質というものは実は存在しない」と書き残している。」（ドーソン・チャーチ著P89 - 90）

人間の身体も物質でできている以上、身体自体が実はエネルギーであるという視点は、医療にとっても極めて大事な視点です。**波動医療**（エネルギー療法）で様々な病気が改善することを私は何度も経験していますが（拙著『脳の働きと免疫力』を参照してください）、なぜ波動医療で病気が改善するのかの原理は、身体の本質がエネルギーであることに帰着します。今や西洋医療においても、波動を用いて病気を治療するようになっています。磁場を用いて脳を刺激する装置である経頭蓋電気刺激療法（ＴＭＳ）はうつ病の改善に有効であるという多くの報告があります。（Sonmez AI et al 2018）

次に身体の一部である脳とエネルギーの関係を考えてみます。脳の働きを検査するのに最も日常的に用いられているのが脳波計ですが、これは、意識状態に応じて様々な波長の波を観察することを可能にした装置です。脳波は脳のエネルギーフィールドを反映していますが、それと意識状態は密接な関係があります。

「脳波のもたらすエネルギーフィールドと神経路は、ダンスをするようにともに影響し合いながら常に進化している。意識が変わると、脳波にも変化が起こり、それまでとは異なる神経路ができあがる。この変化が最も顕著に表れるのが、愛と恐怖という感情が起こった時だ。

私たちが恐怖を感じると、互いの脳波をつなぐ役割のアルファ波が消える。それでもシータ波とデルタ波はかろうじて発生しているかもしれないが、無意識の域にある情報が遮断され、脳全体のつながりが断たれてしまう。やがてベータ波があふれるように発生すると、脳内も恐怖でいっぱいになり、生き残りをかけるかのような状態になる。一方、至福の状態の時の脳波は覚醒した精神状態のパターンを示し、ケード（１９７６年に「マインドミラー」という脳波を画像化した装置を発明した英国の生物学者マックスウェル・ケード）が「進化した精神状態」と呼んだ左右脳が対称のパターンへと移行する。

意識が愛でいっぱいになると、脳の機能はそれまでとまったく異なった動きを見せ、シータ波とデルタ波が多出し、加えて意識と無意識の領域をつなぐアルファ波が発生する。」

（ドーソン・チャーチ著 P105）

ベータ波のうち25ヘルツを越える高ベータ波（16～40ヘルツ）が大量に発生するということは、被験者にストレスがかかり、そのため怒り、恐怖などのネガティブな感情になっていることを示しています。そうなると前頭前皮質の活動が大幅に抑えられ、思考力が低下します。これが、発達障害を起こすメカニズムになります。一方、**アルファ波**は、思考をめぐらす時に発生する低ベータ波（12～15ヘルツ）や高次の精神活動をしている時の**ガンマ波**（ガンマ波は学習している時、脳のあらゆる場所から伝わってくる情報を統合して、実際に起こっていることとの関連を把握しようとする時に最も活発に発生する30～100Hzの脳波）と、2種類の低周波、**シータ波**（4～8ヘルツ、うたた寝をするとき、創造力が高まっているときに多発する）及び**デルタ波**（1～4ヘルツ、熟睡するとき、瞑想するとき、創造に没頭している時に多発する）をつなぐ役割をしています。これは脳が理想的に働いている状態です。つまり、脳のあらゆる部分が連動してリズミカルに働くのに十分なアルファ波が発生しており、この状態になると、高ベータ波が最低限に抑えられることで、思考が散漫になるモンキーマインドの状態や不安がほとんどなくなり、ガンマ波とシータ波のバランスがとれ、デルタ波が脳の広汎な範囲に現れ、脳が理想的に働いている状態となります。この脳の理想的な状態が、愛を感じた時に起こるのです。脳波から見ても、発達障害や認知症の改善に愛が必要なことが、このことによって明白になったということができます。

実はこのように脳が理想的に働いている状態は、**瞑想**によって到達することがわかっています。瞑想をすると、ベータ波が減少し、デルタ波が増加するのです。

「研究者は、この状態では「各領域の機能の相互依存が脳全体で減少」し、「自分」という感覚がなくなるような変化が起こるとしている。この時の脳は、「物事に巻き込まれずに自分を切り離して解放された感覚、あるいはエゴが消えてすべてとひとつになる感覚を経験すること」を示す。これは瞑想をする人が、高い次元の宇宙フィールドであるワンネスの意識へ移行する時と同じだ。」（ドーソン・チャーチ著 P106）

このようにワンネスの意識へと移行すると、心が平穏で愛に満ちた感覚になり、悩みが消えるようになります。脳科学的にいうと、上記における「自分」とは、左脳や扁桃体・報酬系がつくりあげた目に見える世界に対応している「自分」であり、瞑想することでその「自分」から解放され、右脳や視床下部の波動の世界に脳の主体が移行した状態になるのではないかと私は考えています。脳波から見ると、このときに大きい振幅のデルタ波（通常100~200マイクロボルトなのが10000マイクロボルトを超えることもある）が発生します。瞑想が認知症の予防になることはすでに述べましたが、それは瞑想によって脳が理想的な状態になることで、ストレスから解放され愛と平穏に満ちた世界に行き、それが認知症予防につながるのだと思います。

また「癒し」にはシータ波も関与していることがわかっています。

「強力な癒しを体験している間、本人の脳波にはシータ波が現れることがよくある。シータ波は、エネルギー治療の間の脳波図に現れる。ある人が誰かを癒そうとすると、まずヒーラーに大きなシータ波が発生し、やがて癒しを受ける側にもシータ波が発生する。ヒーラーが自分の手が温かくなったと感じた瞬間に、癒される側に向かって癒しのエネルギーが流れ込み始める。ヒーラーと癒しを受け取る人の両方に脳波計を取り付けて行った研究があるが、ヒーラーの脳波には、周波数7.81ヘルツのシータ波が14回発生し、やがて受け取る人の脳波もまったく同じ周波数を示すようになり、ヒーラーと施術対象者に脳波の同調が見られた。」（ドーソン・チャーチ著P113）

このような癒しの波動で同期する状態が親と発達障害児の間に起これば、発達障害児の脳の使い方が理想的な方向へと動き出し改善に向かうわけです。発達障害の治療に親の愛情が重要であると述べてきましたが、まさしく親と子どもの脳が同調し、子どもの脳内の愛や癒しのエネルギーが上がり、脳機能が改善されることがその本質のように思います。

このように癒しにより意識が変容すると、神経回路も改善に向かいます。このことについてもチャーチは、意識が変化して神経回路が改善する行程を以下のように述べています。「変化の過程では、まず神経路のパターンが変化して最終的には脳内すべてにその変化が広がり、新しく健全なレベルのホメオスタシス（生体恒常性。体温、血液量や血液成分などを、適した状態に保持しようとする働き）ができあがる。ある研究チームは、多くの神経画像の論文にいわゆる病とされているさまざまな精神的、肉体的状態に関する神経路は適切な訓練と努力により段階的に変化させていくことができるということを支持するものが次々と増えていることに注目している。私たちは、意識を変えることで脳内の神経回路の機能不全を改善できるのだ。」（ドーソン・チャーチ著 P117）

意識という目に見えない波動の世界が、神経路という目に見える物質の世界を変えることが可能であることがわかります。本書で述べてきた発達障害や認知症の改善法は、まさしくこの原理に基づいて行ってきたわけです。そして、このような改善させる現象を起こすには、愛や慈悲などのポジティブな感情に基づくことが肝要です。

「エネルギーフィールドは距離的に離れたところにいる人にも影響を与える。ハーバード・メディカル・スクール・スポールディング・リハビリテーション病院の精神科医エリック・レスコヴィッツは２００７年、カリフォルニア州ボルダー・クリークにあるハートマス研究所を訪れた。

そこで行われていた研究では、目隠しをして瞑想をしている状態で心拍数や心臓の動きがどのように相手に伝わっているかが研究室でモニターされ、さまざまな脳波の動きに互いに同調する現象は、アルファ波の増加にともなって広がった。

愛や慈悲といったポジティブな感情では互いの心拍数が同期し、逆にネガティブな感情は心臓の同調を邪魔するという現象を見せる。」（ドーソン・チャーチ著 P126）

神経科学者のジル・ボルト・テイラーが左脳の出血を起こしてICUに入った時に、自分にエネルギーを注入する人間とエネルギーを奪う人間がいると感じたとの話がありますが、まさしく前者が**ポジティブな感情**、後者が**ネガティブな感情**をもっていたからでしょう。

このようなポジティブな感情は周りに伝染していくことがわかっています。米国マサチューセッツ州のフラミンガムの住民を対象とした研究で、次のようなことがわかりました。

「まず30～62歳の住民5209人が集められ、精神と肉体をまとめて調べる一連のテストが行われ、そのテストが2年ごとに繰り返された。そのデータには、20年以上にわたり4739人の幸福度を計り、それが周りにどの程度影響を与えたかを調べたものがある。

この研究では、ある人の幸せは、他の誰かを1年もの間幸せな気持ちにさせることができることがわかっている。フラミングハムの地域活動に参加している誰かが幸せになると、その近所の人や夫婦、兄弟、友人が幸せを感じる割合が34％にも上る。そして幸せになった人が1マイル（約1．6キロメートル）以内にいると、その近所の人が幸せを感じる割合がさらに25％もアップした。

この研究の共同実施者であるハーバード大学医療社会学者ニコラス・A・クリスタキスは、「人は自分で選んで行動し経験した結果、ある感情が湧き上がると思っているだろうが、どんな感情をいだくかは、他人が選んで行動し経験していることからも影響を受ける。幸福な感情は伝染するのだ」と言う。」（ドーソン・チャーチ著 P128-9）

幕末から明治初期に日本に来た外国人がまず驚いたのが、子どもが皆幸せそうな顔をしているということでした。これはまさしく、その当時の日本では、幸福感が社会全体に伝播していたためでしょう。

「幸せを感じている人の幸福感には波及効果があるとされ、主に3段階で広がっていく。幸せを感じている友人がいると、幸福感はなんと15％も増加する可能性があり、その友人を介して間接的にその影響を受ける人でも6％幸福感が増すという。

ネガティブな感情も感染するが、影響を受けて幸せを感じる人と比較すると、不幸せを感じる人は平均7％にとどまる。

感情の伝染は、集団においても直接的に起こる。ある感情は集団全体に影響を与えて協力体制を強化し、仕事の効率を上げ、争い事を起こりにくくする。感情の伝染性についての研究の権威であるペンシルバニア大学ウォートンスクール教授シーガル・バーセイドは「労働者の間での感情の広がりは直接的であり、一緒に働く人々の感情や判断、行動は、ある集団や組織内にわずかであっても重要な波及効果をもたらす」と述べる。ある集団にポジティブな感情を持つ人がいて、特にその人が指導者であれば、集団全体の作業効率が上がる。逆にストレスを抱えていると全体の作業効率が下がるといわれ、これを情動感染という。」（ドーソン・チャーチ著 P129-30）

家という集団の中心が母親とすれば、母親が幸福感を感じているかどうかが子どもや夫にも影響します。このことはわれわれが発達障害児の両親に対して行った脳テストの結果とも一致しています。

人間の行動の95％は、**潜在意識**によるものであると神経科学ではいわれており、その潜在意識をつくりあげるのが幼い頃の環境です。

「わたしたちの生活は、本質的に、潜在意識のプログラムの実行によってなりたっている。そのプログラムによる行動は、わたしたちが六歳になるまでに、他人（両親、その他の家族、共同体を構築する人たち）から獲得したものを土台とするものだ。心理学者が認識しているように、発達過程で得られるこのプログラムの大部分は、わたしたちを制限し、わたしたちから力を奪うものだ。」（『思考のすごい力』ブルース・リプトン著 P205-6）

潜在意識のプログラムは小脳に型としてインストールされているものと私は考えていますが、愛情に基づいた良い型――それは社会でストレスを乗り越えて生きるための大きな力になりますが――を6歳までに入れることが肝要であることがわかります。脳波から見ても、生まれてから6歳までの子どもの脳波はほとんどシータ波で作動しており、このシータ波は周囲からの暗示を受けやすく、大量の情報を脳にダウンロードできる状態だといわれています。6歳以上になるとアルファ波が増加し、外部からの影響を受けにくくなります。また、以下のようなこともいわれています。

「小さな子どもの脳の成長にとって、社会生活での経験は最も重大である。経験が遺伝子の発現に影響を及ぼし、それによって、ニューロンどうしがどのように接続し、回路を構築していくのかが決まる。こうしてできるニューロンの回路がもとになって、精神活動が行われる。」（ブルース・リプトン著 P257）

社会生活において、ストレスにまみれた経験をするのか、愛情に満ちた経験をするのかが、子どものもつ精神に決定的な影響を与えるということになります。

「ハーバード大学医学部の神経生物学者メアリー・カールソンは、ルーマニアの孤児を研究し、次のように結論づけている。ルーマニアの児童施設では、子どもへの接触が不足し、注意も十分に向けられていない。また、デイケア施設の質も悪いために、子どもの成長が阻害され、行動にも悪影響がでている。

カールソンは、この研究で、生後数ヵ月から三歳までの六〇人の子どもを観察し、唾液サンプルを分析して、コルチゾールの血中濃度を測定した。ストレスが強いほど、コルチゾールの血中濃度が高くなるのだが、その結果、ストレスを強く感じている子どもほど、発達が遅れがちだった。」（ブルース・リプトン著 P291-2）

発達障害におけるストレスと視床下部、及び**コルチゾール**の関連性については以前に述べましたが、ストレスを受け続けると、なぜコルチゾールが高い状態が続くのでしょうか。以下のように考えられています。

「私たちの肉体は、脅威に素早く反応してアドレナリンやコルチゾールを分泌し、それが去れば直ちに分解されるようになっているのである。では、どうして長期間、それらのホルモン値が高いままになってしまうのだろうか？

それは、思考である。特に強い感情を伴った思考が誘因となる。

ストレスホルモン値が慢性的に高い状態では、ネガティブな思考が脳内の神経路を流れる。身近なストレスに注意を向けることで、私たち自身がコルチゾールを作り出してしまうのだ。

ネガティブな思考は、それがたとえ脅威となるほどのものでなくとも体内のコルチゾール値を高める。その理由は、脳が過去に起こったよくないことや、今後起こるかもしれない最悪の状況に思いを巡らせるからだ。肉体は現実にその脅威があるのか、それともただ脅威を感じているだけなのかの区別がつかない。つまり、ネガティブな思考で創り出した心理的脅威か、実際に生死にかかわるほどの脅威なのかが肉体に判断できないのだ。つまり、思考を巡らしただけで私たちは体内のコルチゾール値を上げて身体をむしばむことになる。」（ドーソン・チャーチ著 P189-90）

コルチゾール値が慢性的に高くなると、記憶中枢の神経細胞が破壊され、免疫力が落ち、疲労し、発達障害や認知症につながります。そのベースにあるのが、ネガティブな思考、つまり不安や恐怖なのです。普通の人に些細なことでも本人にとってみれば大変なことで、そのネガティブな感情に頭が支配されることからコルチゾールの高い状態が続き、さまざまな障害が起こるのです。彼らが強い不安や恐怖にとらわれたときに、脳内ではどんなことが起きているのでしょうか。以下にチャーチの記述を引用します。

「脳の機能に一貫性が失われると（脳機能が効率よく機能していることを一貫性があるといい、ストレスにより一貫性が失われる）、私たちは物事を明快に考えることができなくなってしまう。気が動転してしまった時、人は何が問題なのかわかりにくくなり、混乱しやすくなる。認知能力も急激に落ちる。この状態をアメリカの神経科学者ジョゼフ・ルドゥーは、意識が「感情によって敵意を持ってのっとられること」と表現している。（中略）ストレスで認識中枢部である前頭葉からの血流が70％以上も減ると、脳へ運ばれるはずの酸素供給量も減少する。この状態では、物事を整然と捉えられなくなるのも当然だ。」

（ドーソン・チャーチ著 P194-5）

ストレスを感じた扁桃体が脳を乗っ取り、人間が社会を形成するのに重要な役割を果たす前頭葉の血流を落とし、社会的な活動ができなくなるのが発達障害であり認知症ということになります。

では、ストレスがなぜ脳の働きを低下させるのか。別の角度からの考察として以下のような記述があります。

「ＨＰＡ系（ストレスで作動する視床下部・下垂体・副腎系）が活性化されると、頭がうまく働かなくなるという影響も現れる。論理的な思考は大脳で行われるが、大脳（意識的な心）の情報処理のスピードは、反射的な反応をコントロールする延髄など（潜在意識的な心）に比べてかなり遅い。緊急時には、情報処理が速いほど生存確率が高まる。そのため、副腎由来のストレスホルモンが大脳の血管を収縮させ、自発運動を行う大脳の能力を制限する。

血管の収縮によって大脳への血流が減ると、その分、延髄への血流が増える。栄養分とエネルギー源の供給量が増加した延髄は活動性が上昇し、生命を維持する反射によって、闘争・逃走反応をもっと効果的に行えるようになる。ストレスシグナルが働いて意識の情報処理を遅くするのは生存確率を高めるためだが、その代償として、意識は低下し思考力も低下することになるのだ。」（ブルース・リプトン著 P244）

つまり、ストレスがあると、ストレスという自分の命を脅かす（たとえ脅かさなくても脳は区別がつかない）敵に対して、自分の命を守ることを優先して、社会の一員として振る舞うために働く脳の部位を犠牲にするわけです。それが、発達障害や認知症の原因であることは明らかです。そして、発達障害は、生まれる前の母親の状態にも関わることがわかってきました。

「ストレス状況にある母親は、ＨＰＡ系を発動させ、これが、環境の脅威にさらされた際の闘争・逃走反応を引き起こす。

ストレスホルモンは身体に防衛反応を呼び起こすホルモンである。母親が発したこれらのシグナルが胎児の血液に入ると、母親の体内と同じ標的組織や標的器官に影響を及ぼす。ストレスに満ちた環境では、胎児の血液は筋肉や脳の後方（延髄など）に優先的に流れる。その結果、腕や脚、それに、脳の中でも、とくに生命維持に必要な反射行動を行う部分に、栄養分が供給される。

防衛関連システムの機能を助けるために、内臓への血液量が減少する。かつ、ストレスホルモンの作用で、脳の前方部分（大脳）の機能が抑制される。胎児の組織や器官の発達は、受け取る血液の量と、どのくらいの機能をもつかに比例する。母親が慢性的にストレスを感じていると、胎盤を通過したホルモンが胎児の血液分配を変化させ、生理的な機能も変化させる。」（ブルース・リプトン著 P283-4）

母親が慢性的にストレスを感じていると、胎児の大脳の発達が遅れる可能性がある。これが発達障害につながるのは自明の理といえましょう。

では、このように意識や思考（例えば愛や恐怖）という目に見えないもの（波動）が、神経路や血流という目に見えるもの（粒子）を変えることがなぜ起こるのでしょうか。また、なぜ意識は周囲の人に伝わるのでしょうか。これに関しては、最近の**量子力学**で説明できるようになってきました。例えば、「神経細胞の膜にあるイオンチャンネルは、きわめて速い通過速度と並外れた選択性をもってナトリウムやカルシウムイオンを出入りさせていますが、これはニュートン力学では理解不能の現象であり、量子力学でしか説明ができません。」（『量子力学で生命の謎を解く』ジム・アル＝カリーリ、ジョンジョー・マクファデン著 P293）

ここで少しだけ量子力学に触れます。その詳細は省きますが「二重スリット実験」と呼ばれる実験により、人間が観察していない状態だと電子、フォトン（光子）は波動としてふるまうが、観察するという行為により粒子になる、つまり観察することで**エネルギーが物質になる**ということが、量子力学におけるひとつの重要な発見（いわゆる観察者効果）になります。もうひとつの重要な発見が、「**もつれ**」になります。これも、電子やフォトン（光子）で起こる現象で、2つの電子やフォトンがもつれると、一方は時計回りに、もう一方は反時計回りに回り出し、どれほど離れていても「もつれ」現象は起こります。これも、ひとつの電子やフォトンを観察することで、もうひとつの電子やフォトンのもつれ効果が生じることにつながります。波動はあらゆる可能性をもっていますが（存在は確率でしかいえない）、意識を持って観察することで波動が粒子というひとつの可能性に限定し（はっきりとある場所に存在するようになる）、それが遠隔にある対応する粒子にもつれ現象で影響を与えていることになります。人間に起こるもつれ現象として、以下のような例があります。

「もつれの現象は、遠く離れた場所へ、癒しや意思伝達をしようとする際に起こることがある。特に感情的に近しい人とは神経信号がどんなに距離的に離れていようとも伝わる。シアトルのバスタ大学とワシントン大学では、脳波を用いて感情的に近しい人との間のつながりについて調べた。そして、パートナーの一人がある映像を見せられると、どんなに離れていてももう一人も直ちに同じ脳波状態を示すことがわかった。」（ドーソン・チャーチ著 P238）

大東亜戦争の末期に戦艦大和が撃沈されたときに、その多くの遺族が、撃沈されたのと同じ時刻に、枕元に息子が坐っているのを見たと語ったという話がありますが、これもひとつのもつれ現象といってもいいでしょう。そして、現実において、信念のような意識（波動）が病気という実態のあるもの（粒子）に影響を与えている様々な例がみられます。例えば以下のような例です。

「神は人を罰するものだと信じている患者は、神の慈悲深さを信じる者より血液中のエイズウィルスが3倍多いことがわかった。うつ状態や命を脅かすような行動を回避してうまく物事を処理できるかどうかより、何を信じているかのほうが患者の生死を予測しやすい。」（ドーソン・チャーチ著 P219）

ネガティブな意識が免疫系に影響を与え、エイズウイルスの増加に結びついているわけです。

「ロチェスター大学のロバート・グラムリング博士が率いる研究チームが15年以上かけて35～75歳までの2816人を心臓病のリスクを発見する目的で調査した。その結果、本人の信念が健康に多大な影響を与えていることがわかった。自分が心臓病になるリスクが少ないと信じている人が脳卒中や心臓発作に見舞われたのは、そう信じていない人のわずか3分の1に留まった。」（ドーソン・チャーチ著 P293）

このように信念が治療の結果を左右すること、それがいわゆる**プラシーボ効果**です。偽物の薬であっても、患者がそれを本物だと信じることで病気が治るわけです。これは薬のみならず、あらゆる治療法で起る現象で、手術に関しても、以下のような例が報告されています。

「二〇〇二年、「ニューイングランド・ジャーナル・オブ・メディスン」(ニューイングランドの医学雑誌)に発表されたベイラー医科大学の研究では、重度の消耗性膝痛の手術が評価された。(中略)

患者を三つのグループに分け、最初のグループでは、傷んだ膝の軟骨を削った。次のグループでは、膝関節を洗浄し、炎症反応を引き起こすと考えられる物質を除去した。以上二つは、いずれも膝関節炎の標準的な治療法である。最後のグループでは「偽の」手術を行った。患者に麻酔をかけ、標準的な手術と同じように三カ所で切開を行い、本物の手術のときとまったく同じようにふるまい、しゃべる内容も本物の場合と変わらないようにした。食塩水を流して、膝を洗浄する時の音を再現することまでした。四十分後、切開した部分を縫合した。これも本物の手術と全く同じ手順である。手術後は、どのグループの患者にも、運動プログラムなどの術後のケアを受けてもらった。

結果は衝撃的だった。もちろん、手術を受けた患者の症状は改善した。これは予想通りである。だが、偽手術を施したグループにも、手術を受けた二つのグループと同じ程度の治療効果が見られたのだ! 膝関節炎の手術費用は五〇〇〇ドル、年間六五万件も行われており、確固たる実績を上げている手術である。

モーズリー（この論文の筆頭著者）はこの研究結果からはっきりと悟った。「わたしの外科手術は、全然、これらの患者の役にたっていなかったのです。膝関節炎の手術の成功は、すべてがプラシーボ効果によるものだったのです」。

この研究はテレビのニュースでも紹介された。プラシーボグループの患者が、歩いたりバスケットボールをしたりといった、「手術」前には不可能だったことをこなしている様子がビデオで紹介され、驚くべき結果を実際に目で確認することができた。この患者たちは、自分が偽手術を受けたことに、二年間まったく気がつかなかった。

ティム・ペレスという患者は、手術を受ける前は杖なしでは歩けなかったが、いまでは孫とバスケットをすることもできる。ペレスが後に語ったことには、本書のテーマが集約されている。「この世界では、できると考えたことは何でも可能なんです。あなたの心だって、奇跡を起こすことができるんです」（ブルース・リプトン著 P224-6）

手術を受けたら良くなると信じているから良くなるわけであり、その部分を割り引けば多くの手術の効果は非常に疑わしいものになります。特に、痛みを取り去るといった目に見えないものに関わる（痛みは自覚症状であり目に見えるものではありません）手術は、その傾向が強いと思われます。薬も当然そうなるわけであり、抗うつ剤の8割はプラシーボ効果であるという論文があるほどです（Kirsch ITJ et al, 2002）。それを示す以下のような例があります。

「カリフォルニアでインテリアデザイナーをしているジャニス・シュンフェルドは、一九九七年、エフェクサー（抗うつ剤の一種）の効果を調べる臨床試験に参加したが、後になって自分が服用していたのはプラシーボであることを知らされ、呆然とした。薬のおかげで、ジャニスは三十年間苦しめられたうつから解放されていたからだ。しかも、それだけでなく、前頭葉の活動の大幅な活発化も見られた。」（ブルース・リプトン著 P228）

医師の塩谷信男さんは、自身の白内障や前立腺肥大を、治るという信念と治った時のイメージを強く持つことで、実際に治したと彼の著書『自在力』という本の中で述べています。一方、逆に否定的思考により健康を損ねることもあり、それをノーシーボ効果といいます。以下のような例が報告されています。

「一九七四年のこと、ミーダーはサム・ロンドという退職した靴セールスマンを診察した。ロンドは食道がんを患っていて、あとは死を待つばかりというのが当時の診断だった。がんに対する治療がほどこされはしたが、医師も看護婦も皆、ロンドの食道がんは治らないことを「知って」いた。診断が下ってから数週間後にロンドは亡くなったが、当然のことだと考えられた。

ところが、ロンドの死後、驚くべき事実が判明する。解剖してみたところ、がんの進行はたいしたものではなく、とうてい死ぬほどのものではなかった。小さな腫瘍が肝臓に二、三カ所と肺に一カ所あるだけで、食道にはがんはまったく見当たらなかった。」

（ブルース・リプトン著 P230）

これらの例からも、生体（粒子）は信念（波動）に適応して変化していくことがわかります。生まれ持った遺伝子は変えられませんが、それにスイッチを入れるかどうかが信念により変わるのです。つまり、信念という目に見えない世界が生体という目に見える世界を動かしているわけですから、発達障害においても、子どもに肯定的な信念をもたせることが、いかに大切であるかわかります。逆に子どもがストレスを常に感じ、ストレスに対する防衛反応のみを見せるようになると、脳の成長に回すエネルギーがなくなり、発達障害になるのです。

94歳でゴルフのエージシュート（ゴルフのスコアが年齢と同じ94を出した）を達成した前出の塩谷信男医師は著書『自在力』の中でこのように述べています。

「人間が生まれつき備えている自然治癒力のパワーは人間自身が考えているよりはるかに強力で、あらゆる病気に打ち勝つほどの力をもっています。しかしその自然治癒力を作動させ、効果を十分に発揮するためには心の底からそれを信じなければならない。つまり想念とイメージの力によって、「奇跡」をも自分の内側から引き出すことができるということなのです。

つまりプラシーボ効果とは思いとイメージの力によってもたらされるもので、その効き目も信念の強さによって変わってきます。同じような努力をしているのに、物事に成功する人と失敗する人がいる。世の中にはよくあることですが、これを運のあるなしで片づけてしまうのは間違いです。

自分がそれをどれだけの信念をもって望んだかどうか、それが成否を分けるのです。したがって運の強い人、思いをかなえる人、こうした人は信念の力が人一倍強く、人生におけるプラシーボ効果をよく知っている人といえます。

二階へもっと上がりたい人がはしごをつくる。空を飛びたい願望のいちばん強い人が飛行機を発明する最短距離にいる——願望を達成したかったら熱烈に願い、目的の達成を強烈に想念することが大切なのです。」（『自在力』塩谷信男著P42‐43）

以前に、親が治すと覚悟を決めて子どもと向き合うと急激に子どもの発達障害が改善するということを述べました。この項で述べてきたように、意識という目に見えない世界において、親が子どもに対する強い愛をもつことが、発達障害の改善に有用であり、なぜそうなるかは、波動が物質を変える、つまり愛という強烈な波動が子どもの脳を変えるという原理に基づいていることがこの項で述べた多くの研究から示唆されたことになります。この原理が、発達障害や認知症を改善させる一番大事な鍵ではないかと私は考えています。

（文献）

Aoki Y et al. World J Biol Psychiatry 16, 291-300, 2015. Ayhan F et al. F1000Research 7, 1-8, 2018. Buchweitz A et al. Dev Neuropsychol Feb 7, 1-12, 2018. Casanova MF et al. J Chilld Neurol 20, 842-7, 2005. Franke B et al. Molecular Psychiatry 17, 960-87, 2012. Hollander E et al. Biol Psychiatry 61, 498-503, 2007. Kirsch P et al. J Neurosci 25, 11489-93, 2005. Kirsch ITJ et al. American PsycholoGIcal Association 5, Article 23. Ma L et al. Brain Res 1368, 159-62, 2011. Maier SJ et al. Psychol Med 44, 85-98, 2014. Saghazadeh A et al. J Autism Dev Disord 47, 1018-29, 2017. Shinoura N, et al. Acta Neuropsychiatrica 23, 119-24, 2011a. Shinoura N, et al. J Affect Disorders 133, 569-72, 2011b. Simsek S et al. Arch Neuropsychiatry 53, 348-52, 2016. Sonmez A ,et al.Psychiatry Res. ;273, 770-781, 2019. Wilson TW et al. Hum Brain Mapp 34, 566-74, 2013. Yerys BE et al. Neuroimage Clin 9, 223-32, 2015.

『絵本の読み方選び方』仲宗根敦子著　パイ　インターナショナル

『薬に頼らず家庭で治せる発達障害とのつき合い方』ロバート・メリロ著　クロスメディア・パブリッシング

『思考が物質に変わる時』ドーソン・チャーチ著　ダイヤモンド社

『思考のすごい力』ブルース・リプトン著　PHP

『自在力』塩谷信男著　サンマーク出版

『食事療法で自閉症が完治!!』キャリン・セルーシ著　コスモ21

『脳の働きと免疫力』篠浦伸禎著　国書刊行会
『発達障害にクスリはいらない』内山葉子、国光美佳著　マキノ出版
『発達障害を改善するメカニズムがわかった！』鈴木昭平、篠浦伸禎著　コスモ21
『量子力学で生命の謎を解く』ジム・アル＝カリーリ、ジョンジョー・マクファデン著　SB Creative

「エジソン・アインシュタインスクール協会」https://gado.or.jp/

第五章　薬を使わずにうつ病を改善させる

●抗うつ剤はうつ病に効果があるのか？

日本は先進国、例えばG7の中で最も自殺者数が多い国であることが報告されています（図3）。そして、（図4）の自殺者の年次推移を見ると、1998年から急激に上昇していることがわかります。しかし1998年は、日本社会において、人々の不安を強め、自殺に結び付くような大きな出来事（大恐慌、大地震、パンデミック等）は起こっておりません。例えば、新型コロナの流行がはじまった2020年においても、前年に比べて約1000人自殺者が増加しただけであり、1998年において、前年度より自殺者が約8500人も増加したことは極めて異常な現象と言わざるをえません。

いったいその原因は何なのか。それには、それには、1999年に初めて発売された、新しい作用機序をもつ抗うつ剤である、選択的セロトニン再取り込み阻害剤（SSRI）「商品名ルボックス／デプロメール」に大きく関わっている可能性が高いと考えられます。実は、日本におけるこの薬の臨床試験の結果が公表されていないため正確な確認は困難ですが、1997年7月の全日空機ハイジャックおよび機長殺害事件では被告にパキシル（同じSSRI）が処方されており、犯行時の精神状態にパキシルが影響していたという鑑定

（図３）　　G7 各国の人口当たりの自殺者数

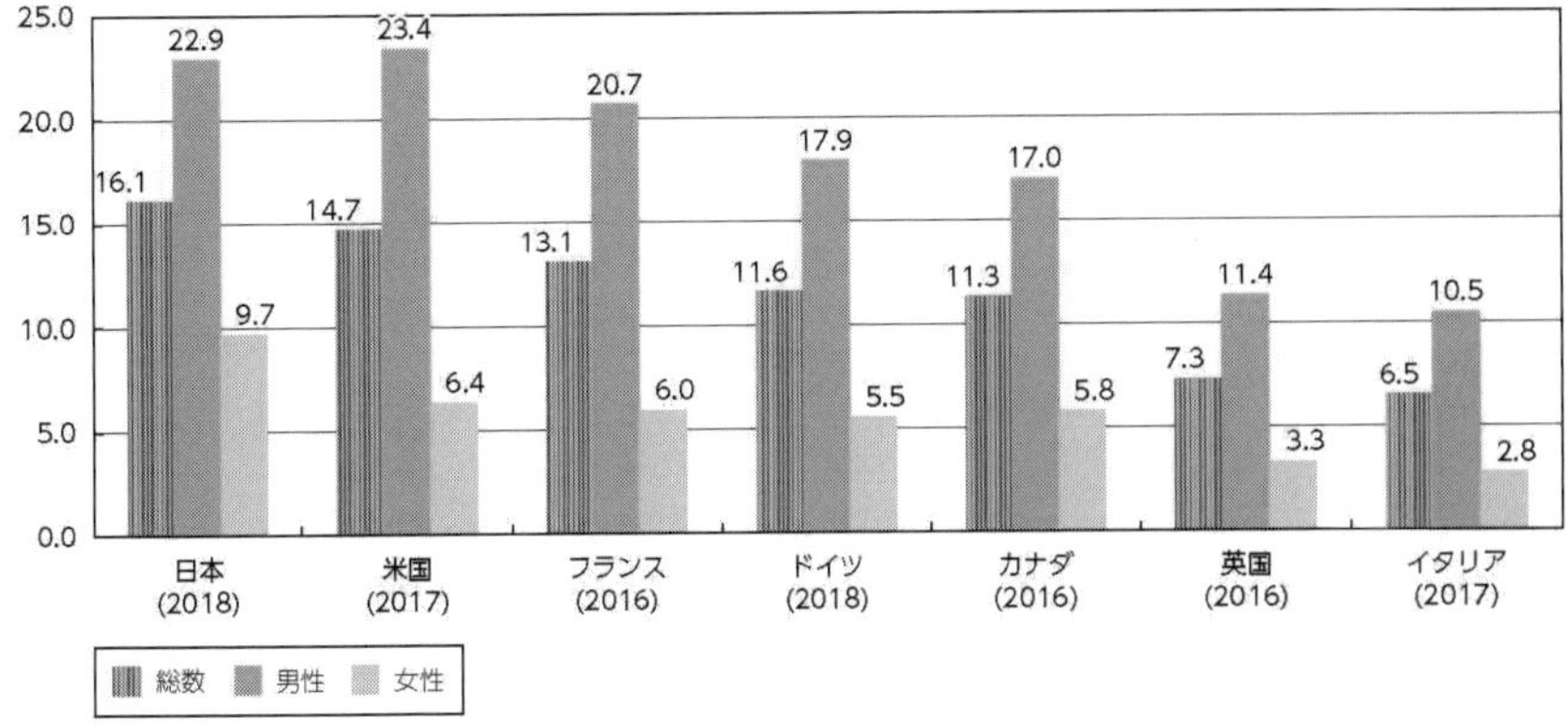

注）アメリカ・カナダの人口は世界保健機関資料より最新データが得られなかったため、最新の死亡データに合わせて両国の国勢調査データを利用した。

資料：世界保健機関資料（2021 年 4 月）より厚生労働省自殺対策推進室作成

（図４）　　自殺者の年次推移

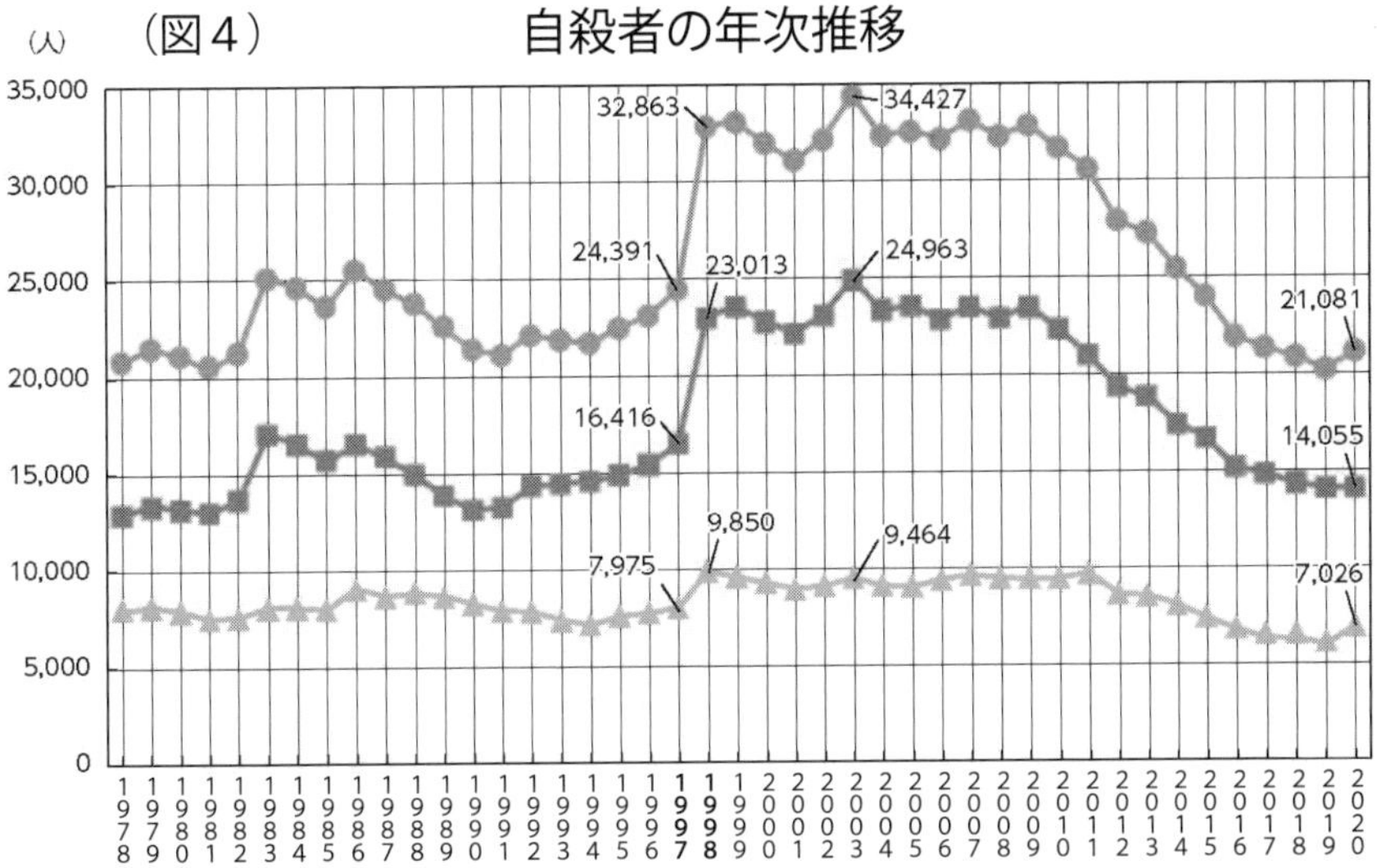

資料：警察庁「自殺統計」より厚生労働省自殺対策推進室作成

結果が出ていることからみると、少なくとも１９９７年から臨床試験等を通じて日本国内でＳＳＲＩが使われ始めていたことは確かでしょう。

そして、ＳＳＲＩの使用により自殺が増える裏付けとして、大規模かつ詳細な調査で、ＳＳＲＩは小児、青少年の自殺の増加、攻撃性の悪化に関わっていることが報告されています（sharma et al.2016）。実は、このパキシルに関して、グラクソ・スミスクライン社が18歳未満の思春期・小児患者での有効性は認められず、かえって「自殺企図」のリスクが増加するとする試験成績を隠蔽したことが発覚し、２００４年６月にはニューヨーク州当局がグラクソ・スミスクライン社を提訴するに至りました。そして各国において同社による臨床試験のデータ隠しが社会問題化し、欧米ではこの薬の売り上げが減少しています。

そのような危険な副作用があるにもかかわらず、それらの問題点をほとんど知らされていない日本においては１９９９年から抗うつ剤の売り上げは右肩上がりに増え続け（図５）、それでうつ病が減るかといえば実は真逆で、抗うつ剤の売上に歩調を合わせるかのようにうつ病が増え続けています（図６）。自殺の原因の半分近くがうつ病である以上（図７）、１９９７年より自殺者が急激に増え、その後高い水準で推移しているのは、抗うつ剤が大きく関与しているといわざるをえないでしょう。つまり、抗うつ剤本来の目的である、うつ病を治すことができるのか、うつ病による自殺を防ぐことができるのかという一番大事な点に関して、大きな疑問符をつけざるをえません。

（図５）　抗うつ剤の市場規模の推移

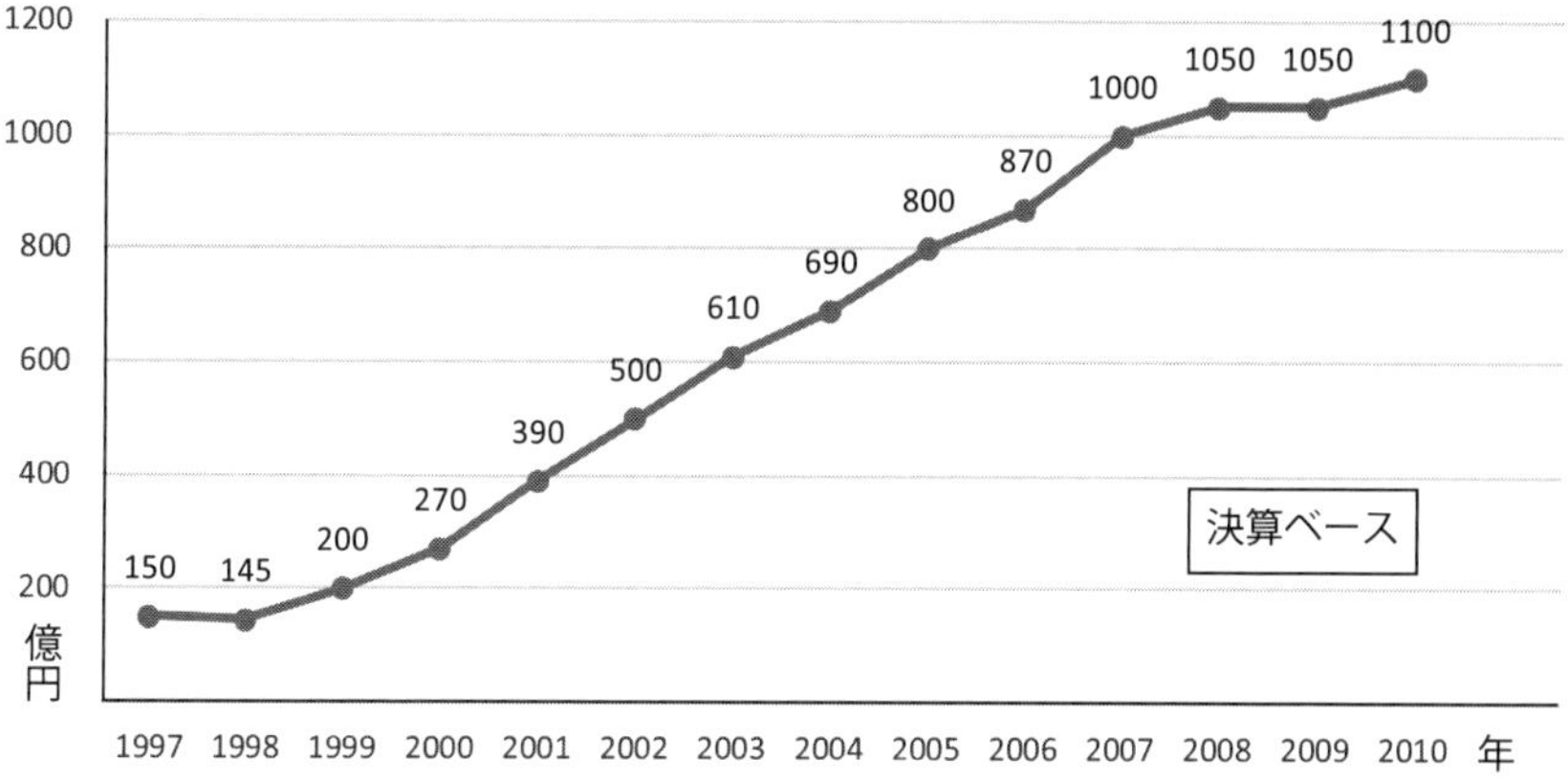

抗うつ剤市場規模の推移シーマ・サイエンスジャーナル「ai Report2011」より

（図６）　気分［感情］障害（躁うつ病を含む）患者数の推移

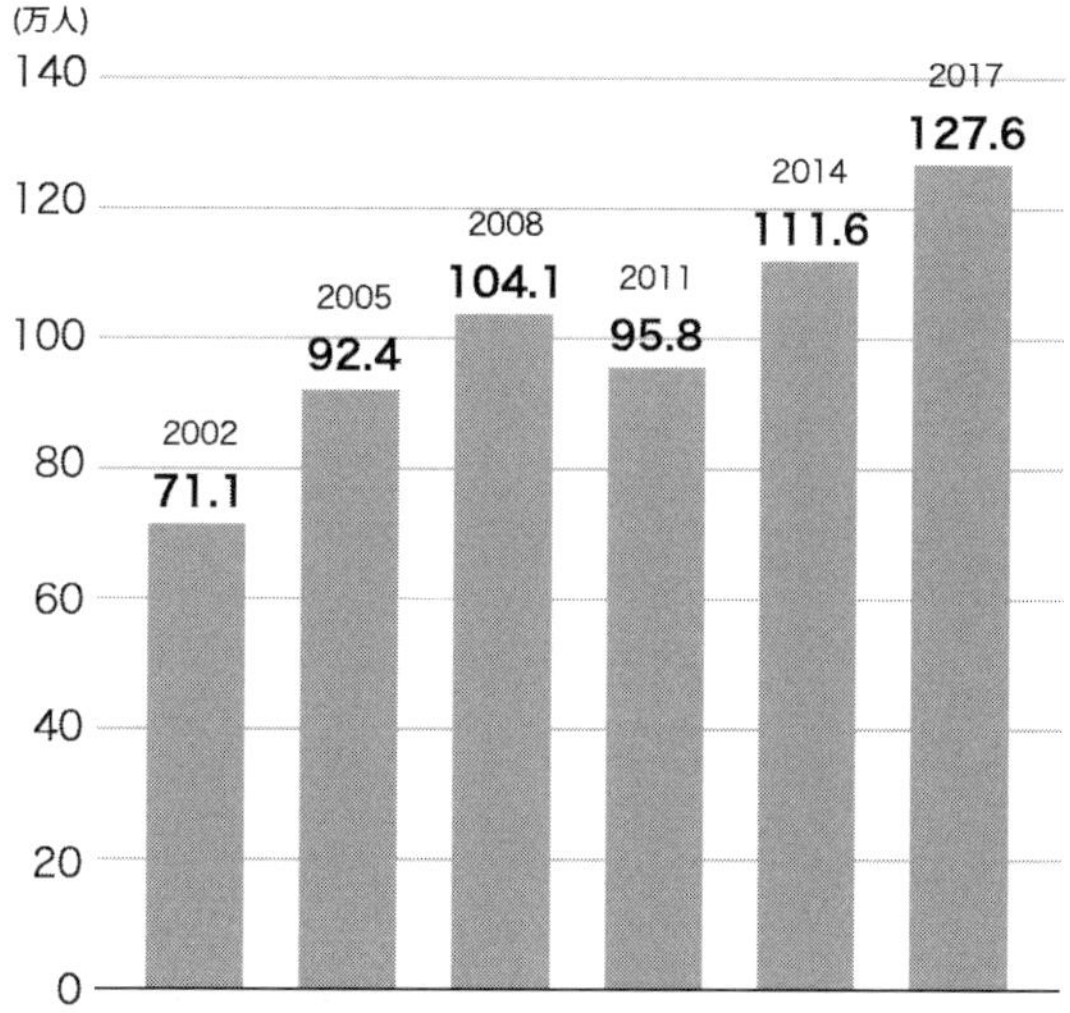

※厚生労働省「患者調査」に基づき、気分（感情）障害の数字を抜き出して
グラフ化したもの。2011年は宮城県の一部と福島県が調査対象外。

これに関して、田島治先生は以下のように推論しています。（『新規抗うつ剤の登場とうつ病診断の拡散』田島治著）

まずうつ病が増えた原因として、

①うつ病受診者の増加

その理由として、社会構造の急激な変化（米国型の市場原理に基づいた社会）、うつ病疾患啓発による受療行動の促進（テレビコマーシャルによる宣伝によりうつ病で医療機関を受診する人が増える）、自己愛人間の増加（米国型の他罰的、自己中心的な性格の人間が社会の中心となる）。

②うつ病診断の増加

その理由として、操作的診断の普及による診断の増加（専門家でなくても診断基準のマニュアルがあればそれを当てはめることで診断可能になったこと）、安易なうつ病診断の増加（診断基準を満たさなくてもうつ病と診断）、みなしうつ病、みかけ

自殺の原因の年次推移　（図7）

	健康問題合計	身体の病気	うつ病	総合失調症	アルコール依存症	薬物乱用	その他精神疾患	身体障害の悩み	その他
2007年	14,684	5,240	6,060	1,273	295	49	1,197	309	261
2008年	15,153	5,128	6,490	1,368	310	48	1,189	350	270
2009年	15,867	5,226	6,949	1,394	336	63	1,280	337	282
2010年	15,802	5,075	7,020	1,395	327	46	1,242	366	331
2011年	14,621	4,659	6,513	1,313	295	51	1,207	293	290
2012年	13,629	4,501	5,904	1,150	234	39	1,244	289	268
2013年	13,680	4,463	5,832	1,265	210	60	1,321	275	254
2014年	12,920	4,119	5,439	1,226	188	63	1,307	310	268
2015年	12,145	3,910	5,080	1,118	206	37	1,313	262	219

※厚生労働省自殺対策推進室作成資料より引用転載

うつ病の増加（かつては正常人でも常にある悩みや落ち込みまでうつ病という範疇に入れ投薬する）。

③うつ病診断者の増加

うつ病と診断する精神科医、プライマリーケア医の増加により必然的にうつ病が増加。

④うつ病治療未終結者の増加

ＳＳＲＩは離脱が非常に難しく、そのため外来で際限なく投薬することでうつ病の治療が終了しなくなること、特に問題はＳＳＲＩの副作用であるそう状態の惹起を双極性うつ病と誤診し、誤った治療をしてうつ病を悪化させる。

このように多くの問題点が原因となってうつ病が増えています。少なくとも軽度のうつ病に対する抗うつ剤の投与はリスクがベネフィットを上回っているといわれています。にもかかわらず、そのような患者にも漫然と抗うつ剤を投与して、うつ病が改善するどころか、最悪の場合自殺にまで追い込んでいる現状を見ると、うつ病に対する診断、治療に関して抜本的な改善が必要であることは間違いないでしょう。これに対して、上記の田島先生は、軽度のうつ病に関しては、**認知療法**などの非薬物療法の果たす役割が大きいと述べています。

これも一種の認知療法といってもいいかもしれませんが、私の開発した**脳活用度診断テスト（以下脳テスト）**を受けていただくことで、うつ病になるに至ったその脳の使い方の問題点を指摘し、カウンセリングや医療も含めた適切な介入をすることにより、薬を使わずにうつ病を改善させることに数多く成功しており、そのことに関しては次の項で述べます。

●脳テストはうつ病を改善させる

その経験の中でまず不思議に思えたのが、脳の同じ場所が障害を受けても、人によってその受けるダメージが非常に異なっているということでした。患者本人がふだんよく使っている脳の場所がやられると大きなダメージを受け、それほど使っていない部位であればダメージは小さいと考えれば説明がつくのではないかと私は推察しています。つまり、ふだん左脳をよく使う人が左脳をやられると、それまで自分が思っていたように脳が使えなくなり、強いダメージを受けるわけで、それは逆の場合でも同じことが言えるでしょう。

いわゆる「性格」とは、その人特有の脳の使い方の癖であり、それを左脳右脳、2つの脳に分け、それをさらに脳の上下で分け、脳の使い方を4タイプに分類することでその人のもつ脳の使い方の癖が説明しやすくなります。言い換えれば、人はふだんその4つの脳を、その人特有の濃淡をつけて使っているわけです。では、その脳の4つのタイプとはどのようなものでしょうか。

脳はその部位により、情報処理の仕方が異なります。また人が成長するにつれて、より多くの情報を脳が処理するようになります。例えば社会に出ると、学生時代に比べて、脳は様々な分野の情報を同時に並行して扱わなければならなくなります。そこで、その情報処理の仕方に次元という観点を入れると、脳の使い方がより正確に解析できるようになるのです。

例えば視覚情報は主に右脳が扱います。目から入った視覚情報はまず神経線維により脳の後方に運ばれ、後頭葉に入ります。後頭葉は見たままの生の情報が入る部位なので、一次元の脳の使い方と定義します。

後頭葉の神経細胞に入った視覚情報は、神経線維で脳の下方を通って前方に運ばれ、側頭葉の内側に情報を集積します。例えば、側頭葉の内側にある扁桃体は、家族のような特定の人の詳しい視覚情報にプラスして、その人に対する好き嫌いのような情動を集積して記憶します。この部位は、二次元の脳の使い方と定義します。なぜ好き嫌いの情動がその情報に付加されるかといえば、自分の身を守るため、敵味方を判別する必要があるためでしょう。敵だと嫌いで味方だと好きという感情が視覚情報に付け加えられることで、素早く自分の身を守る反応ができるわけです。二次元の脳の使い方は、家庭や学校や田舎など、どちらかというと狭い社会で扱う情報になります。

そして、大人になり街に出て仕事に従事するようになると、今までと違い多くの人間や情報と接するので、的確に判断するには、その膨大な情報の中で優先順位をつけて処理しなければならなくなります。そのためには情報全体を俯瞰して、優先順位をつける脳の使い方が必要になります。これを三次元の脳の使い方と定義します。これには、前頭葉や頭頂葉が関わります。人間が社会を形づくるために必要な脳の使い方と言い換えることもできるでしょう。

そして、左脳右脳と二次元、三次元を組み合わせた4タイプで見ると、脳の使い方の癖がよりわかりやすくなります。一次元の脳の使い方に関しては、入力される情報を加工するわけではないので特にタイプ分けには入れておりません。それが二次元、三次元になると、情報を集積していくので必然的に個人差が出てきて、それが脳の使い方の癖に反映されるのです。

それでは、4つの脳タイプについてそれぞれ説明していきましょう。

まず**左脳三次元**ですが、これは物事を上から俯瞰して本質を追究するタイプです。合理主義的な脳の使い方で、アングロサクソン人やユダヤ人など金融や政治で世界を支配している人たちに代表される脳の使い方だと思われます。

左脳二次元は、ある一定の対象を深く掘り下げる原理主義的な脳の使い方になります。

脳科学におけるタイプ別性格診断テスト

Aはい
Bどちらでもない
Cいいえ

(図8)

●左脳3次元

	A	B	C
冷静に、理路整然と話をする方だ	2	1	0
チームの責任者に向いていると思う	2	1	0
いわゆる根回しのような活動は苦手だ	2	1	0
自分は大器晩成だと思う	2	1	0
即断即決を求められるとストレスを感じる	2	1	0
自分が無駄だと思うことは絶対したくない	2	1	0
自分の実績を数値化することが自信に繋がる	2	1	0
自分の感情は表に出したくない	2	1	0
一人で本を読んだり考えたりするのが好きだ	2	1	0
宴会で自分の席から動くことはあまりない	2	1	0
合計　　点			

●右脳3次元

	A	B	C
常にテンションが高く、声が大きいほうだ	2	1	0
エネルギッシュだと言われる	2	1	0
人を説得するのは得意である	2	1	0
交遊関係は広い方だ	2	1	0
何か挑戦するものがあるとエネルギーが出る	2	1	0
成功して有名になり、周囲の注目を浴びたい	2	1	0
政治的に動くのは得意だ	2	1	0
過去の失敗は忘れて、成功例しか思い出せない	2	1	0
人と違うことをやりたいといつも思っている	2	1	0
楽しいことが人一倍好きだ	2	1	0
合計　　点			

●左脳2次元

	A	B	C
強く信じている主義や主張がある	2	1	0
規則には忠実に行動したい	2	1	0
「君の言うことは正論だが」とよく言われる	2	1	0
「怒り」の感情が原動力になることがある	2	1	0
ルールや原則を守っていると安心感がある	2	1	0
小さなことでも気にかかることが多い	2	1	0
自分の考えを他人に当てはめてしまうことがある	2	1	0
普段物静かだが追い込まれると激情にかられる	2	1	0
自分が予測できない事態になると不安になる	2	1	0
しゃべり方に抑揚がなく小さい	2	1	0
合計　　点			

●右脳2次元

	A	B	C
世話好きで困っている人を頬っておけない	2	1	0
大きな団体よりも小グループの方が落ち着く	2	1	0
人に感謝される仕事がしたい	2	1	0
白黒はっきりつけるのが苦手だ	2	1	0
仁義や筋を通すのが重要だと思っている	2	1	0
人に会うとまず喜ばせたいと思う	2	1	0
自分のことは後回しになることが多い	2	1	0
子どもや教え子、部下が育つことが何より嬉しい	2	1	0
人間関係が重荷に感じることがある	2	1	0
過去に思い出すと悲しいことが沢山あった	2	1	0
合計　　点			

一神教を信じている国の人達に多く見られる脳の使い方になります。

右脳三次元は、エネルギッシュに活動することでどんどん自分の活動領域を広げる拡張主義的な脳の使い方になります。私の印象では、中国人にこの傾向が強いように見えます。

右脳二次元は、相手のことを中心に考え、相手と一体化しようとする、温情主義的な脳の使い方になります。日本人にそのような脳の使い方の人が多いのは、私が実施してきた脳テストの結果でも明らかになっています。

「脳科学におけるタイプ別性格診断テスト」(図8)は、我々の使っている脳テストを簡略化したものです。4タイプの点数をそれぞれ合計し、点数の高さで脳タイプがわかります。この4タイプのどれが主体であるかは、人生の生き方に大きく関わり、幸せになるかどうかのひとつの岐路になります。

これまで述べた脳の使い方の4タイプは脳の外側の部位が関わっていますが、脳の内側には、大脳辺縁系という、生きていく上で極めて重要な部位があります。以前に述べた扁桃体・報酬系、帯状回、視床下部もその一部になります。ストレスで扁桃体・報酬系に脳が支配されてしまうと、認知症や発達障害になることは前に述べましたが、ここで扁桃体・報酬系と帯状回、小脳、視床下部の関係を、もう一度おさらいしましょう。

扁桃体・報酬系の衝動的な反応をコントロールするのが、帯状回、小脳、視床下部になります。帯状回は、扁桃体・報酬系の衝動的なエネルギーに振り回されないように、ある意味父親的な役割を負っています。前方の部位で衝動を我慢してやる気を出し、後方の部分で冷静に自分自身をモニターします。小脳はその衝動に振り回されず、あらかじめインストールされた型に添って現実世界の中で適切にふるまえるように考え、行動します。そして視床下部もまた一時の衝動に振り回されないように、ある意味母親的ともいえる愛情や幸福感をもつことで、扁桃体・報酬系をコントロールします。

帯状回、小脳、視床下部がしっかりと働き扁桃体・報酬をコントロールすると、扁桃体・報酬系の短絡的で強烈なエネルギーが、むしろ長期的に見てプラスに転化します。怒り、恐れや欲望などの強い情動のエネルギーが、それらの情動にまかせてそのまま働いたのでは病気が改善することはありえませんが、帯状回、小脳、視床下部がそのエネルギーをコントロールし利用することができると、つまりそのエネルギーの方向を変えて社会を良くする方向にもっていくと、病気から逃れることができるわけです。

我々の脳テストにおいては、扁桃体・報酬系がどの程度活性化しているかを数値化したものが「動物脳活性度」であり、扁桃体・報酬系をどのくらいコントロールできているかを数値化したものが「動物脳コントロール力」として示されます。

さらに、脳の使い方の一番の基本となるのは、受動、能動です。外部から情報を受け（受動）、自分独自の脳の使い方でその情報を加工し、反応する（能動）こと。それが脳の働きの本質であり、その脳の使い方において、受動に傾いている人と能動に傾いている人がいると私は考えています。受動的な人は、周囲からの情報を主体にして動く人、能動的な人は自分のやりたいことを主体に動く人といえます。脳にとって一番大事なのは、受動です。間違った情報を受動すると、それ以降の脳の使い方がいくら優れていても、的確な反応はできません。脳テストで受動と能動も数値化していますが、相対的に受動が能動より数値が高く、加えて両者とも数値が高い方が、脳がより働いていることになります。

ストレスに関しても、この脳テストでは「ストレス度」として数値化しています。この数値が高いほどその人はストレスを感じているわけですが、そのストレスを乗り越えて幸せに生きることができるよう、「ストレス耐性」と「脳活用度」を数値化しました。前者は短期的なストレスに対する耐性、後者は長期的なストレスに対する耐性です。両者ともストレスを乗り越えるのに必要ですが、ストレスを乗り越えるのにより重要なのは脳活用度になります。いくら短期的にストレスを乗り越えることができても、長期的に見てストレスに弱いと、人生に常につきまとうストレスを乗り越えることができず、病気になったり社会的に破綻したりすることになります。

「脳活用度」は、言葉を換えれば言葉としては少し変ですが「日本精神度」ということになります。日本精神とは、つまり日本の民族精神です。なぜ民族精神が、ストレスを乗り越えられるのか。その理由は、民族がストレスを乗り越えて存続するために長い年月をかけて醸成して来た脳の使い方が結実化したもの、それが民族精神に他ならないからです。歴史的に見ると、日本にとっての最大のストレスは地震、台風、津波などの大災害であり、それらに耐え乗り越えるための支柱が、日本精神です。

台湾に「あの人は日本精神がある」という言い回しがあることについては既に言及しましたが、前述の台湾人作家の李久惟が、その著書『日本人に隠された〈真実の台湾史〉』で挙げた日本精神の一部を、脳機能の観点からそれぞれ整理して述べます。

1右脳：見返りを求めない利他の心と無償の愛。ひとつの目標への団結力、結束力。すべてはひとつ（Oneness：ワンネス）大いなる和の世界、神や魂など目に見えぬ存在への畏敬の念。
2左脳：世の中に必要とされる万業を興し、技術を磨くことを怠らず、さらなる発展のための開発・発明を絶えず続ける。
3帯状回：責任感が強く、任務を最後まで完遂する根気と強い精神力を持つ。
4小脳：よき伝統文化を大切にする、その上で時代と環境に合わせて新たに創造または改良する。
5視床下部：幼き弱きものへの慈しみ。いかなる困難にも負けず乗り越える不屈の精神をもつ。

（『日本人に隠された〈真実の台湾史〉』李久惟著 P225-230）

このような日本精神をもっていれば、ストレスがあっても、それを一緒に乗り越える仲間や精神力、知恵がふんだんにあるので、長期的に見てストレスに強くなるのは当然だと思います。実際、戦前の日本人は日本精神をもっていたがゆえに、戦後に比べてストレスにも強く生活習慣病が少なかったのではないかと考えています。

さて（図9）が、我々が開発した脳活用度テスト（脳テスト）になります。左側が脳の4タイプ、右側が上から脳活用度、動物脳コントロール力、受動、能動、動物脳活性度、ストレス度、ストレス耐性を数値化したものを表しています。これは、今まで述べてきた脳機能に基づいているので、人の脳の使い方（性格、特徴）を正確につかみやすく、しかも自分の生き方に密接に関わる脳の使い方を脳機能別に数値化しているので、脳全体を使いきり、幸せに生きるために今後どうすればいいのかが明確にわかるようになっています。

我々は過去数年間にわたって実施してきた脳テストの結果を統計学的に解析してきましたが、それによってひとつの明確かつシンプルな結論に達することができました。それは、人の幸福感というものは脳の使い方によるところが極めて高いというものでした。

（図10）は、ストレス度が極端に高い人（ストレスを強く感じているので不幸な人にあたる）と低い人（ストレスをほとんど感じていないので幸せな人にあたる）のストレス度、脳活用度、動物脳コントロール力、

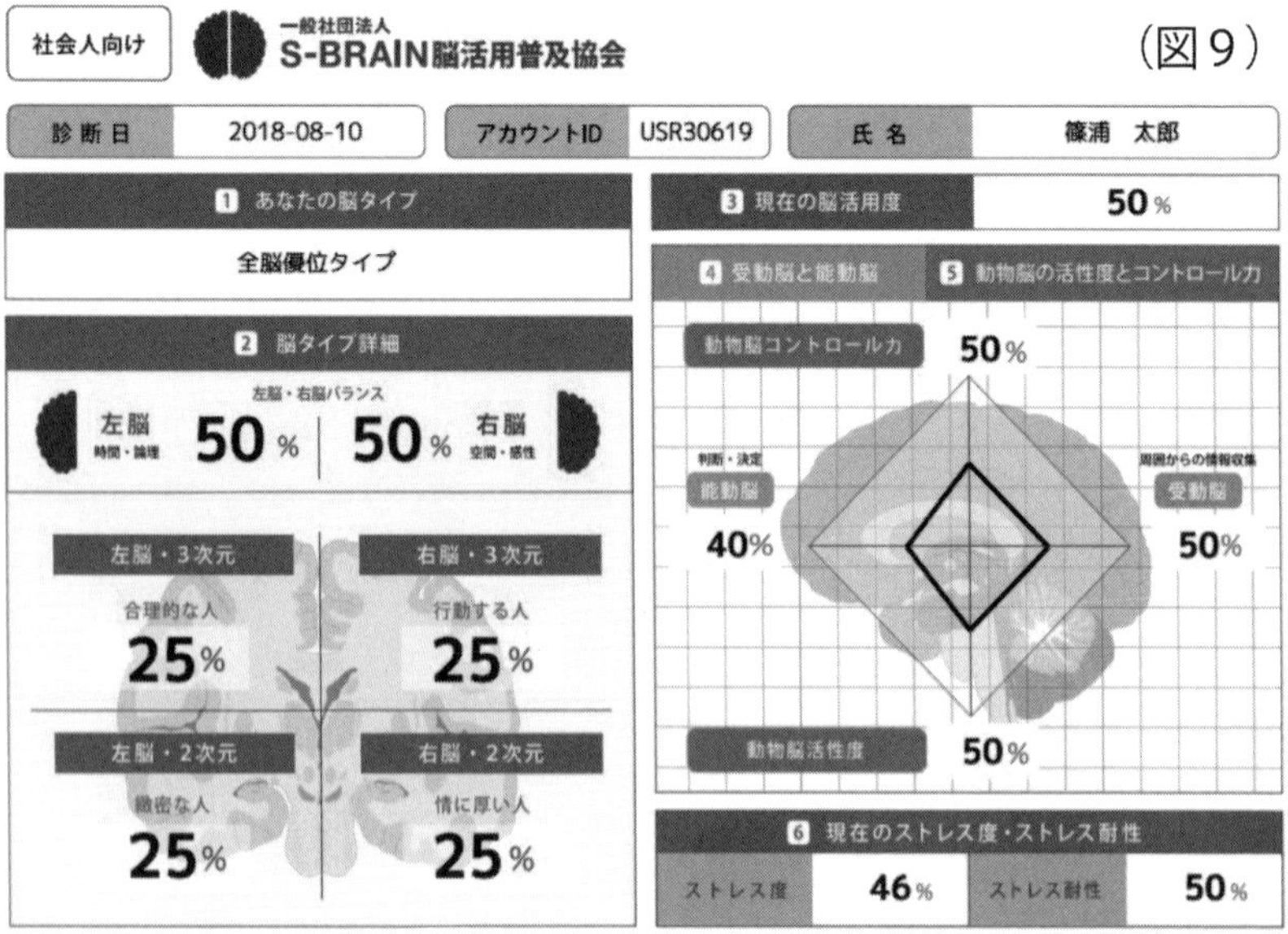

（図9）

ストレス耐性、受動、能動、動物脳活性度を比較したものです。過去１１５９例の脳テストを解析し、ストレス度は平均36．1、標準偏差15．0であることが判明したので、そこから極端にはずれたもの、つまりストレス度が平均と標準偏差を足した数値、52以上である人をストレス度が（極端に）高い、平均から標準偏差を引いた数値、21以下である人をストレス度が（極端に）低いと定義しました。図の数値はすべて平均値を示します。それを基にした脳テストの解析には、過去２年間の、私が患者の医療相談をするときに使った脳テスト、我々の協会の受講者およびその関係者が施行した脳テストの結果を使用しました。その中で、ストレス度が高い（不幸な）人は男性が11名、女性が10名、ストレス度が低い（幸せな）人は女性が８名いることがわ

ストレス度が極端に高い人と低い人の比較①（図 10）

項目	ストレス度	脳活用度	動物脳コントロール力	ストレス耐性	受動	能動	動物脳活性度
ストレス度高い	58.8 *	48.8 *	46.4 *	37.2 *	60.8 *	41.7 *	52.0
ストレス度低い	16.9	68.8	77.0	63.1	78.0	57.3	42.4
過去の平均	36.1	57.3	61.8	46.6	68.6	50.2	45.8

○過去 1159 例の脳テストによりストレス度は平均 36.1、標準偏差 15.0 であることが判明したので、そこから極端にはずれたもの、つまりストレス度が 52 以上である人をストレス度が高い（男 11、女 10 名）、21 以下である人をストレス度が低い（女 8 名）と定義した。平均値を示す。
○過去の平均は 1159 例の平均である。
○＊は student t-test で有意に差がある（$p<0.05$）ものを示す。○ストレス度が低い（幸福度が高い）人はストレス度が高い（幸福度が低い）人に比べて、脳活用度、動物脳コントロール力、ストレス耐性、受動、能動が有意に高い。また過去の平均に比べて前者はそれらすべてが高く、後者はそれらすべてが低い。

かりました。ストレス度の高い人は、ストレスを強く感じている結果、癌などのなんらかの生活習慣病を全員がもっています。ストレス度の低い人は、ひとりを除いて生活習慣病をもっていません。その生活習慣病をもっている方も、毎日元気に働いているとのことなので、活動が制限されるような重篤な生活習慣病ではないようです。過去の平均は、脳テスト1159例の平均を示します。＊はstudent t-testで有意に差がある（P<0.05）ものを示します。その結果、ストレス度が低い（幸せな）人は、ストレス度が高い（不幸な）人に比べて、脳活用度（＝日本精神）、動物脳コントロール力、ストレス耐性、受動、能動が有意に高いことがわかりました。また過去の平均に比べて、前者はそれらすべてが高く、後者はそれらすべてが低いこともわかりました。

（図11）は、ストレス度が高い人と低い人の、脳の4タイプ、左脳、右脳、二次元、三次元の数値を比較したものです。ストレス度が低い（幸せな）人は、ストレス度が高い（不幸な）人に比べて、右3（右脳三次元）、右脳、三次元が有意に高く、左2（左脳二次元）、左脳、二次元が有意に低いことがわかりました。また過去の平均に比べて、前者が高く、後者が低い傾向を示していることもわかりました。

（図12）は、ストレス度が高い人と低い人の答えを比較して、有意差のある質問を示しています。設問の点数は、4：全く当てはまる、3：やや当てはまる、2：どちらともいえない、1：やや当てはまらない、0：全く当てはまらない、と設定しています。つまり、

ストレス度が極端に高い人と低い人の比較②　　（図 11）

項目	左3	左2	右3	右2	左脳	右脳	二次元	三次元
ストレス度高い	26.5	26.8 *	18.7 *	28.0	53.3 *	46.7 *	54.8 *	45.3 *
ストレス度低い	26.4	20.1	24.9	28.8	46.5	53.5	48.9	51.1
過去の平均	26.3	23.7	22.4	27.6	50.0	50.0	50.3	49.7

○＊は student t-test で有意に差があるもの（$p<0.05$）を示す。

○ストレス度が低い（幸福度が高い）人はストレス度が高い（幸福度が低い）人に比べて、右 3、右脳、三次元が有意に高く、左 2、左脳、二次元が有意に低い。また過去の平均に比べて、前者が高く、後者が低いという同様の傾向を示している。

ストレス度が極端に高い人と低い人の比較③　　（図 12）

項目	Q121	Q136	Q144	Q147	Q149	Q158
ストレス度高い	1.8 *	1.6 *	2.2 *	1.3 *	1.3 *	1.3 *
ストレス度低い	3.5	3.5	3.1	3.1	3.1	4.0

○２００問の中で両者に差がある設問内容は以下のとおりである。

Q121: 志や目標を強くもっている。

Q136: 困った時に助けてくれる親友がいる。

Q144: 仕事は社会をよくするためにやっている。

Q147: 次の世代につながる魂のはいった仕事を私はしているつもりである。

Q149: 自分が生まれてきた役割は何であるかわかっている。

Q158: 仕事を離れてもお互い刺激し向上しあう仲間がいる。

○4：全く当てはまる。3：やや当てはまる。2：どちらともいえない。1：やや当てはまらない。0：全く当てはまらない。つまり、3 以上であればその設問に当てはまると考えられる。平均値を示しており、＊は統計学的に有意差がある。

○ストレス度が低い（幸福度が高い）人はストレス度が高い（幸福度が低い）人に比べて、上記のすべての設問に有意の差で当てはまっている。また前者はすべて 3 以上であり、後者はすべて 3 未満（当てはまらない）である。

3以上であればその設問に当てはまり、3未満だと当てはまらないことになります。ストレス度が低い（幸せな）人は、ストレス度が高い（不幸な）人に比べて、全200問のうち以下のすべての設問に有意の差をもって当てはまっていたことがわかりました。

Q121：志や目標を強くもっている。
Q136：困った時に助けてくれる親友がいる。
Q144：仕事は社会をよくするためにやっている。
Q147：次の世代につながる魂の入った仕事を私はしているつもりである。
Q149：自分が生まれてきた役割は何であるかわかっている。
Q158：仕事を離れてもお互い刺激し向上しあう仲間がいる。

また、ストレス度の高い（不幸な）人は、上記の設問においてすべて3未満であり、当てはまらないことがわかりました。

上記をまとめると、脳テストを統計学的に解析した結果から、日本精神（次の世代が栄え、社会をよくする志をもち、自分の役割を知る）をもった家族的なコミュニティに属して、（お互い刺激し向上し合う）仲間と共に活動することが、幸福度を高めることが証明されたことになります。なぜならば、日本精神をもった仲間と活動すれば、上記の幸福度を上げるすべての項目が改善する可能性が高まるからです。

さまざまな悩みを抱える人々の多くがなぜ自分が幸福ではないのか、どんな脳の使い方をすればストレスを乗り越えられるのかが判然としていないのではないかと思われます。しかしこの脳テストを受けて自分の脳の使い方を確認し、それを基に幸福度を上げる脳の使い方ができるよう意識すれば、迷いなく幸せに向かって歩むことができるはずです。

統計学的に正しいことが裏打ちされた的確なアドバイスが可能になったこの脳テストは、幸せに生きるための指針が得られる極めて強力なツールとなったものと自負しています。事実、数多くのうつ病の方が脳テストを受け、それに基づいたアドバイスを受けることで、数ヵ月のうちに症状が改善しています。その典型的な症例を1例示します（図13）。

症例は20代女性で、私のところに相談に来た時点で、うつ状態、不安、不眠、過食、頭痛、いらいら、ふらつき、めまいがあり、仕事にも行けず家に引きこもっているような状態でした。その直前の脳テスト（図13上段）を見ると、脳活用度、動物脳コントロール力、受動、能動、ストレス耐性が低く、それに対応するようにストレス度、動物脳活性度が高く、脳の使い方としては非常に悪い状態でした。扁桃体・報酬系に脳が乗っ取られて、視床下部がダウンしている状態だったと言ってもいいでしょう。そこで、本人にその脳の状態を説明して、不眠などに効果的な方法をアドバイスしました。その3月後の脳テストが（図13下段）になります。症状は、頭痛以外すべて改善し、仕事に前向きに取り組むようになりました。当然、脳テストの結果も良くなり、脳活用度、動物脳コントロール力、受動、能動、ストレス耐性、ストレス度、動物脳活性度のすべてが正常化しています。扁桃体・報

（図 13）

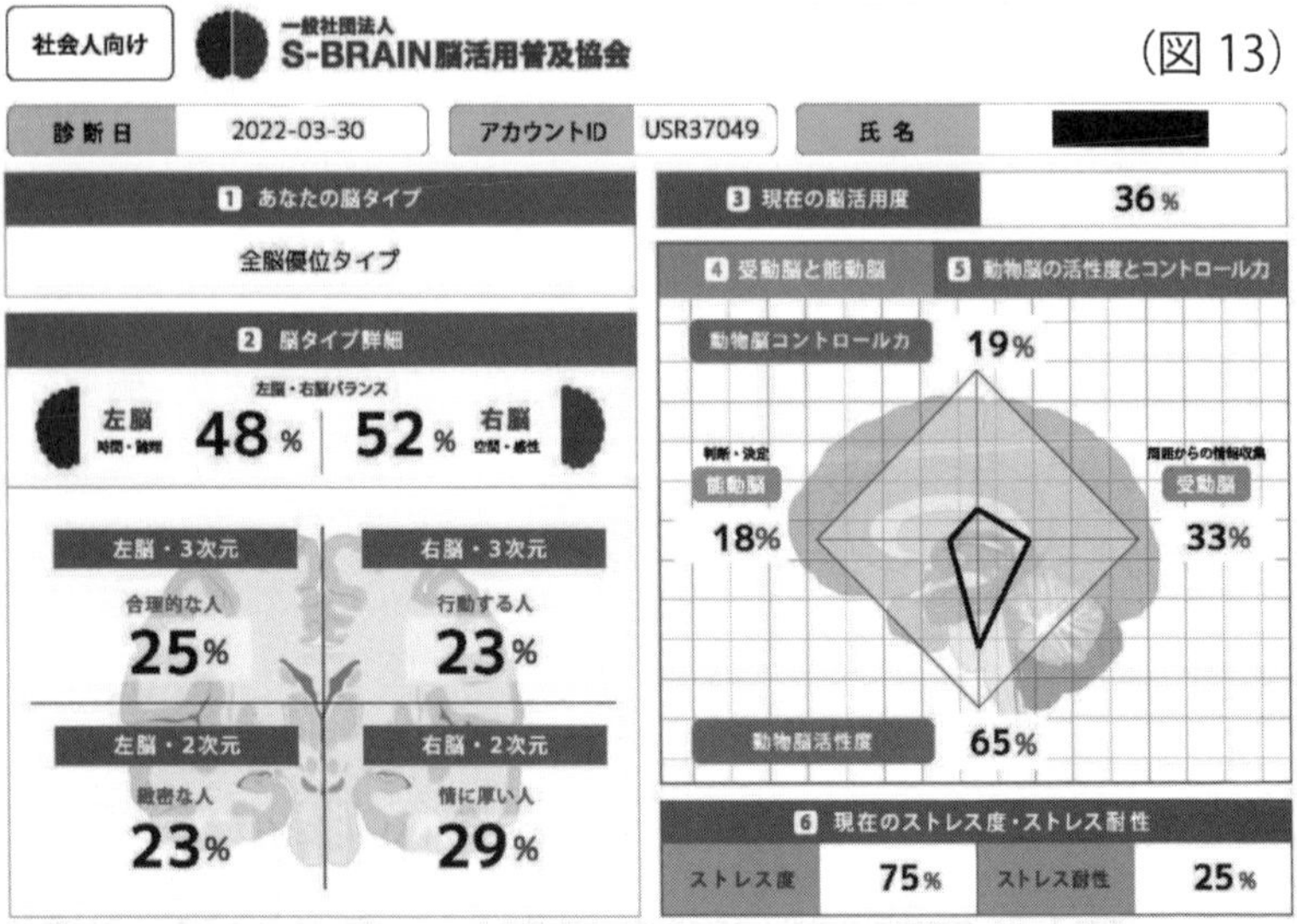

20代女性：鬱、不安、不眠、過食、頭痛、いらいら、ふらつき、めまいあり。2022.3.30に脳テストを実施。

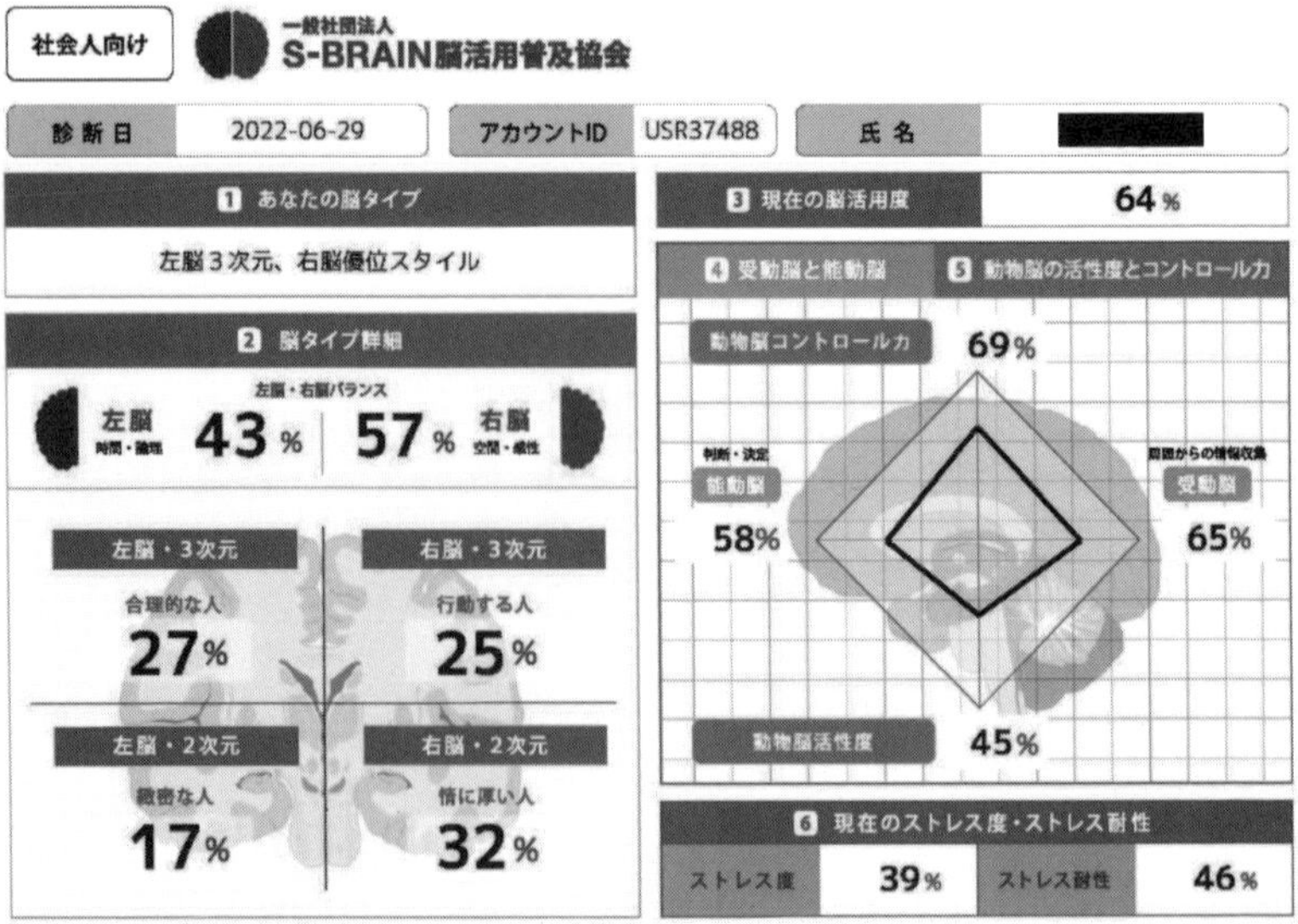

2022.6.29に脳テストを実施。上記の状は頭痛を除いてすべて改善、前向きに仕事に取り組んでいる。

酬系に乗っ取られていた脳が、視床下部を中心にして脳全体が統一して働く本来の自分に戻ったといってもいいでしょう。

よくなってから、彼女が口にしたのは「私はラッキーでした」という言葉でした。その意味する所を私なりに推測すると、もし2022年3月の時点で抗うつ剤の投薬を受けていたら、3ヵ月という短期間で改善するどころか、どんどん悪くなっていった可能性が高かったということをよくわかっていたからでしょう。つまり、脳テストをして自分の脳の現状がわかると、本人は苦しいので何とか治ろうと脳の自然治癒力が働き、脳がおのずといい方向に向かうということです。この脳の自然治癒力の足を引っ張る可能性が高いのが薬ということになります。

では、なぜ日本精神に基づいたこの脳テストが、うつ病を改善させる力があるのでしょうか。統計学的な解析において、ストレス度が低い（幸せな）人の共通点が、社会のために仕事をしている、魂を込めて仕事をしている、自分の役割がわかっているという事実があります。そのような生き方をすると、やはりストレス度が低い（幸せな）人の共通点である、お互い刺激をしあう仲間ができる、そのなかで困った時に助けてくれる親友ができる可能性が高くなるのは自然の流れかと思います。その結果、孤独を感じることなく自分の魂に沿って生きているので充実感と共に幸福感を味わえるわけです。「徳は孤ならず、必ず隣あり」という論語にある言葉の通り、日本精神をもった徳のある人には、同じく日本精神をもった親友ができるということです。これは、お金などの目に見える左脳的な脳の使い方ではなく、魂が響き合う目に見えない右脳的な脳の使い方がストレスを乗り越えるのに大事であるということになります。そして、社会をよくしようというコミュニティの一員として活動するので、人間関係が充実して、右脳が活性化します。また、自分を助けてくれる多くの仲間ができるので、ストレス耐性が上がります。そのようなコミュニティでは、多くの脳の使い方が優れている人と知り合うので、いい情報も入る上に判断力も上がり、受動、能動の脳のレベルもアップしてゆきます。判断のレベルが上がれば脳の使い方の次元が上がり、二次元から三次元になっていきます。そうなると左脳二次元が高い人の欠点である「物事に対するとらわれ」がなくなっていきます。そして右脳三次元が上がり、行動的になります。これら幸福度が上がる脳の使い方の根底にあるのが、日本精神になります。

日本精神は右脳主体ですが、李久惟が述べたように目に見えない世界を感じ、畏敬し、そこに心を置くのが日本精神になります。これは、認知症や発達障害の章で述べたように、量子力学でいうところの波動の世界が病気を改善させることと通底しています。

今後、脳疾患には、このようなエネルギーに焦点を当てた治療法がどんどん広まっていき、その根底にあるのが日本精神なのではないかと考えています。

先ほども触れた通り、日本は世界でも指折りの自然災害が多発する国です。そのストレスを乗り越えるには、自分の脳の使い方を、災害を乗り越えることができるように高める必要があります。災害に遭ったことをいつまで嘆いても何も前には進みません。ストレスを「現実はそのようなものだ」と引き受けるような脳の使い方が、ストレスを乗り越えるには最適なのです。ストレスの原因を他に求めるのではなく、現実を受け入れる、そしてそれを乗り越えるため日本精神を発揮する、つまり目に見えない愛などのエネルギーで仲間とつながりつつ、自分自身の脳もよりよく使えるよう工夫しながらストレスに立ち向かっていくこと。そうやって上手にストレスを乗り越え、たとえ肉体的には厳しくともその過程自体に充実感を覚えることが幸せを得るための一番の対処法といえるのではないでしょうか。

現代ではほぼ失われてしまった日本精神を再び我々の手に取り戻すことが、日本のみならず、世界にとっても喫緊の課題であると私は確信しています。

●視床下部の活性化でうつ病を改善させる波動医療

1 オルゴール療法

認知症の章で紹介したオルゴール療法ですが、うつ病にも大きな実績を上げています。

2例ほど紹介しましょう。

●20歳台男性

設計の仕事で、一日中パソコンに向かう生活を送っているうちに、徐々に身体の不調を感じはじめ、人としゃべれなくなってやがては出社もできなくなりました。病院でうつ病と診断され自宅待機となり、一日中なにもせずぼんやりと過ごす毎日でしたが、休んでも体調は戻らずうつ状態が続きました。そんな中、インターネットで知ったオルゴール療法を受けてみたところ、身体が少し元気になるのを感じたため、自宅でオルゴール療法を開始。11日目にふと身体と気分が軽くなり頭もよく回転することを実感し、不安感もなくなって3ヵ月後には職場復帰を果たした。以降、仕事にも自信が持て以前より陽気になったことを実感でき、それが好循環となり仕事の能率も上がって、すっかりうつ病が改善したそうです。

●38歳男性

上司との人間関係のストレスからうつ病を発症。心療内科でうつ病の薬を投与されたものの症状に変化はなかったため、オルゴール療法を受けました。最初は食欲が出てきた程度の改善でしたが、それ以上にうつ病が悪化していったため、抗うつ剤を注視して、オルゴール療法とカウンセリングのみに切り替えたところ、半年ほどで自律神経が整う感じがすると同時に、ふさぎこむことがなくなり、表情も明るくなって1年後にはうつ病は完治しました。

2 ホルミシス現象によってうつ病を改善するラドン

視視床下部を活性化してうつ病治療する方法のひとつに、ホルミシス現象を利用したものがあります。1980年代に、アメリカの生化学者ラッキー博士が宇宙飛行士に関する研究した際に発見したのが、放射線ホルミシス現象です。通常我々が地上で浴びる放射線の数百倍の強さがある宇宙線が、宇宙飛行士の健康に及ぼす影響についてNASAから研究を依頼されたラッキー博士は、当然強い放射線で宇宙飛行士が健康を害していると想定して研究を始めました。ところが10年以上の研究の末にラッキー博士が出した結論は、低レベルの放射線はむしろ体に有益であるという驚くべき結果でした。

その報告に驚いた日本の服部禎男博士を中心に、哺乳類においてホルミシス現象が起こりうるかという研究がスタートしました。その結果、やはり低線量の放射線を照射することで、哺乳類の細胞が元気になる、つまり癌になりにくくなったり、若返ったりする、ということが数々の実験によって証明されたのです。具体的にいうと、癌抑制遺伝子の活性化、抗酸化酵素の増加、膜の透過性の改善、免疫細胞の活性化、ストレスに対応するホルモンの増加、ＤＮＡ修復活動の活性化などであり、それにより放射線ホルミシス現象が起こっていたことがわかってきました。この、ストレスに対応して増加するホルモンがうつ病の改善にも関わっていることは想像に難くありません。

また放射線ホルミシス現象は、医療においても役立つことがわかってきました。まず、放射線ホルミシス現象による病気の治療で我々が一番よく知っているのは、**ラドン温泉治療**です。ラドン温泉治療をおこなっている三朝《みささ》温泉（鳥取県）において、喘息患者のうつ状態が有意の差で改善したという報告があります。またマウスを使った実験のおいてもラドン療法に抗うつ効果があることが証明されています。

実は、ラドンを温泉に行かなくても、自宅で吸引可能なラドン吸入機があります。株式会社ｃｕｄｄｌｅで、その器械を使った治療にたずさわっている井出上氏によると、多くの患者でうつ病や不眠症が改善したとの報告を受けているとのことです。自宅でラドンの吸入ができるので、うつ病の改善に大いにプラスになる治療となるでしょう。

以上薬を使わずに認知症、発達障害、うつ病を治す、過去に結果を出してきた方法を述べてきました。そして最後になりますが、我々は薬を使わない脳疾患治療をテーマにしたセミナーを２０２２年４月より始めましたので、そのご紹介をしたいと思います。

その内容についてですが、本書で紹介した先生方に講演していただき、専門家としての視点からのご指導を仰いでいます。また、脳の疾患の改善の実績のあるオルゴール療法やセルパワーといった波動医療の紹介も行っています。そして、同時になぜこれらの治療法が脳の疾患の治療に効果があるのかの理由を、脳機能の観点から私が解説しています。

これらの知識を得ることで、脳の疾患をもつ人の治療、脳の疾患の予防の方向性がよくわかるようになります。また、本セミナーに参加することで、各人が抱える心配事を気兼ねなく相談できる仲間が集うコミュニティができ、脳の疾患をもつ人をケアする時の孤独感や不安感が払拭されることにもつながるのではないかと思っています。ご興味のある方には是非ともご参加をお勧めいたします。申し込みは、**篠浦塾**のホームページより可能です。

今後、このような脳の疾患に関する有用な情報を共有する集団が、脳の疾患の予防、治療に大きな役割を果たしていくものと私は考えています。脳の疾患の予防、治療に関心がある皆様と手を取り合って、今後少しでも日本がいい方向に向かうよう取り組んでいく所存です。

（文献）

Sharma T, et al. Suicidality and aggression during antidepressant treatment: systematic review and meta-analyses based on clinical study reports. BMJ. 2016 Jan 27; 352: i65.

『強制水泳誘導うつ病マウスに対するラドン吸入による抗うつ効果の検討』大和恵子他
RADIOISOTOPES 2016.65巻12号　P493-506

『オルゴール療法　症例集1』日本オルゴール療法研究所発行

『新規抗うつ剤の登場とうつ病診断の拡散』田島治著　第１０４回日本精神神経学会総会 シンポジウム　P663-668

『日本人に隠された〈真実の台湾史〉』李久惟著　ヒカルランド

『脳外科医が語る困難を乗りこえる脳の使い方』篠浦伸禎著　国書刊行会

『ラジウム・ラドンの温泉療養と医療』光延文裕著　放射能泉の安全に関するガイドブック

篠浦塾　https://shinoura-juku.com/

あとがき

この本を書き終え、あらためて感じたのは、病気治療において目に見えない世界がいかに重要な鍵を握っているかということでした。まさにシスターであり作家である鈴木秀子先生の「本当に大切なものは眼に見えにくいものです」という言葉通りでした。

いま日本でさまざまな脳の疾患が増加し続けている最大の原因は、戦後になって家族がばらばらになり、地域のつながりが薄れ、個人が孤立してしまったことにあるのではないでしょうか。日本人は元々右脳の民族で、集団の中で役割を果たす事で幸せに生きてきた民族でした。

それが、米国式の自己責任が前提の個人主義の左脳的な社会にとって代わられ、日本的な右脳主体の社会を失ったことによるストレスが、精神的な疾患を生み出していると言っても過言ではないでしょう。

しかし、ここまで社会が変容してしまうと、かつての結束の強い大家族や地域を復活させようとしても、現実問題として非常に難しいと思います。では、どうすればいいのでしょうか。それに対するひとつの答えとして「社会をよりよくしよう」という志を胸に抱き日本精神をもった人たちのコミュニティを作ることを思いついたのです。

そのために5年ほど前に篠浦塾を立ち上げ、統合医療、その中でも中核になる日本精神を学ぶセミナーを催してきました。そして、２０２１年5月に協会を設立し、医療と教育を改善する志をもった人たちのコミュニティを造ることを目指して活動しています。以下に協会の基本理念を述べます。

現在の我が国における社会的混迷の原因のひとつに、医療及び教育の衰退がある。当協会はそれらを是正、改善するために草莽崛起《そうもうくっき》し、以下の基本理念をもって設立する。

1．医療及び教育の根幹は、人生で直面するさまざまな試練や困難、ストレスを乗り越え自分自身や自分に繋がる人々の幸福を実現する方法を学び、かつ実践することにある。そのために本協会は、より良い「食」「身体」「脳の使い方」を探求し、社会に広めていくことを目的とし、その運営は和心統合医療事業部（医療関連）、S-BRAIN事業部（教育関連）、篠浦塾（その他）の3つに分けて行う。

2．協会に関わる者全員が、各々が有する独自の能力を活かして協会に貢献し、家族として助け合うことによって幸福になることを常に念頭に置く。

3．我々の医療及び教育における改善運動が未来永劫発展し、子孫が繁栄していくように、日本独自の産業にすることを目標とする。

4．協会の質を保ちつつその拡大を計ることで、日本をより良い方向へと導き、世界に貢献することを視野に入れる。

おかげさまで、コロナ禍にもかかわらず、毎月延べ100名くらいの人がセミナーで学ぶようになり、同志として、少しでも日本をよくしようと、自分のできる範囲で活動しています。その活動の中で、本文中にも述べましたが、薬を使わない脳疾患の治療法のセミナーも行っています。本文中に登場した講師やメーカーの人達がセミナーを行い、参加者に、薬を使わない脳疾患の治療・予防に関して学んでいただいています。このコミュニティに参加している人たちは、今後これらの脳の疾患を含めた生活習慣病になる可能性は大きく減るだろうと私は考えています。また、学んだ人がコミュニティをつくり、お互い助け合うような方針で今活動を進めています。このような、地味ですが現実をしっかりと見据えて、脳疾患を含めた生活習慣病を予防・治療すること、教育を改善することを目指すコミュニティをつくることが、そしてこれがさらに、数倍、数十倍の規模になることが、今日本を苦しめている医療と教育の問題を解決するのに役立つ本質的で大きな流れをつくるだろうと私は確信しています。

篠浦 伸禎（しのうら のぶさだ）

1958年愛媛県生まれ。東京大学医学部卒業。東京大学医学部付属病院、国立国際医療センター等に脳神経外科医として勤務し、1992年東京大学医学部の医学博士を取得。同年、シンシナティ大学分子生物学部に3年間留学。帰国後、都立駒込病院に勤務。2009年より同病院脳神経外科部長を務める。医療情報発信の場として「篠浦塾」を主催。また患者会、予防医療勉強会を含む和心統合医療事業部、脳テストの教育に関わるS-BRAIN事業部（社団法人篠浦塾に属す）設立。2015年『週刊現代』で「人として信頼できるがんの名医100人」に脳分野で唯一選ばれる。脳外科における覚醒下手術でトップクラスの実績。
著書に『脳は「論語」が好きだった』（致知出版社）、『脳にいい5つの習慣』（マキノ出版）、『人に向かわず天に向かえ』（小学館）、『依存脳：依存症克服のための脳的アプローチ』（太陽出版）『脳の働きと免疫力：最強の食・体・脳の使い方』（国書刊行会）他多数。

クスリを使わない
認知症・発達障害・うつ病の治療最前線

2023年4月1日　第1刷発行

著　者　篠浦伸禎
編　集　白崎博史
発行者　飯塚行男
発行所　株式会社 飯塚書店
〒112-0002　東京都文京区小石川5-16-4
TEL 03-3815-3805 FAX 03-3815-3810
http://izbooks.co.jp

印刷・製本　モリモト印刷株式会社

 ISBN978-4-7522-6036-3